健康ライブラリー　イラスト版

ネット依存・ゲーム依存がよくわかる本

監修　樋口　進　独立行政法人国立病院機構
久里浜医療センター院長

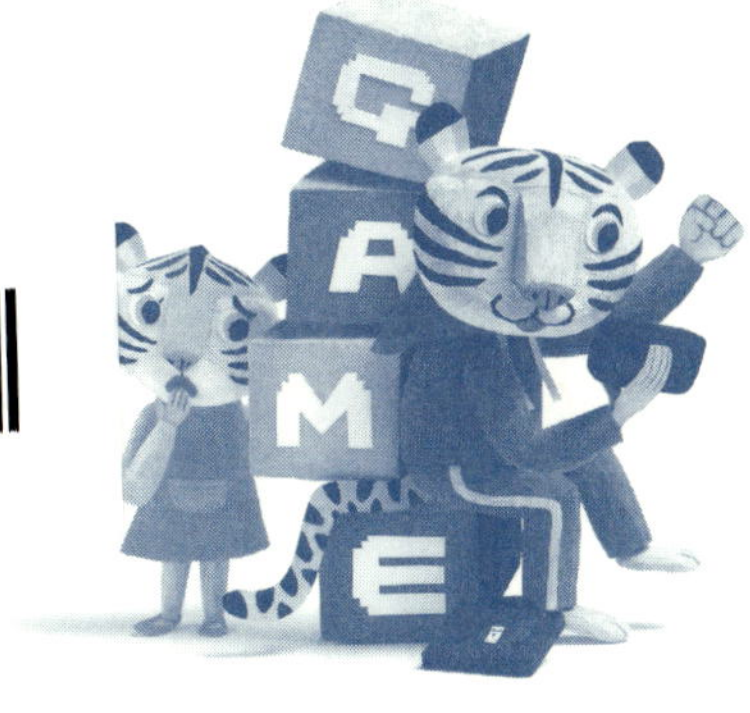

講談社

ネット依存・ゲーム依存がよくわかる本

もくじ

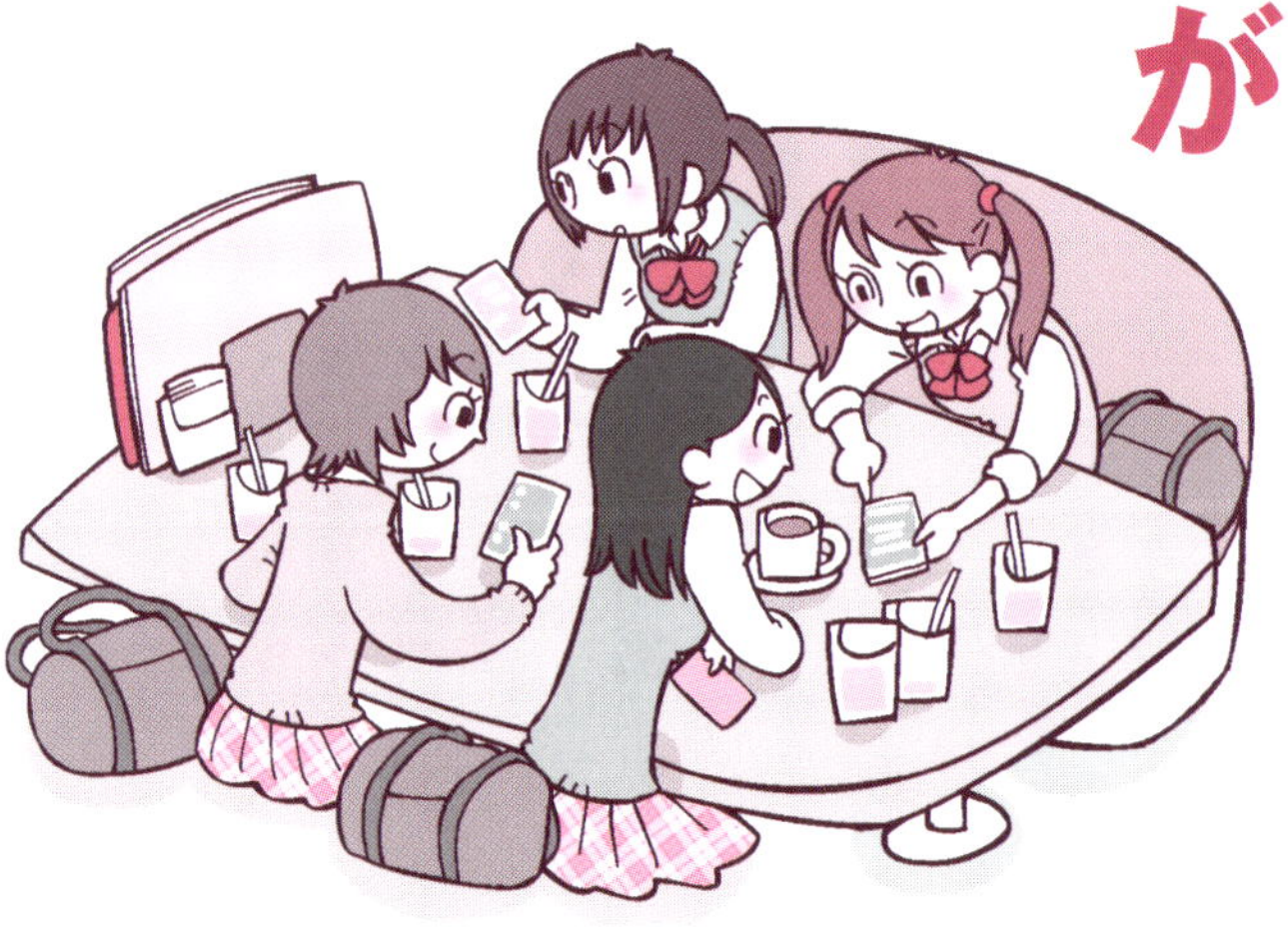

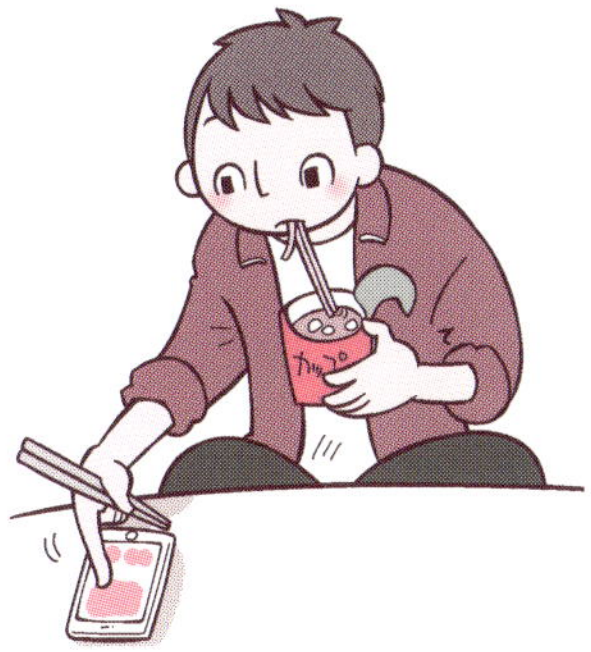

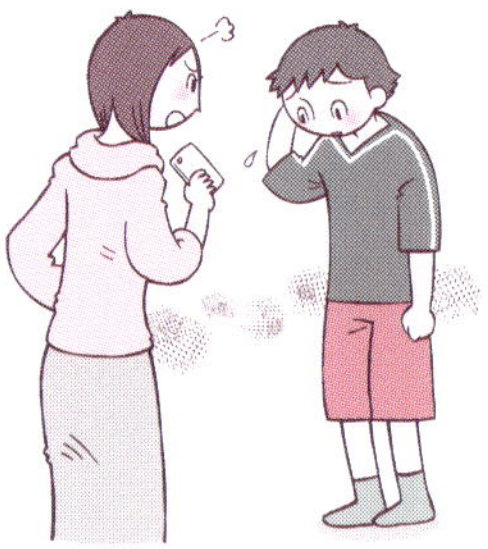

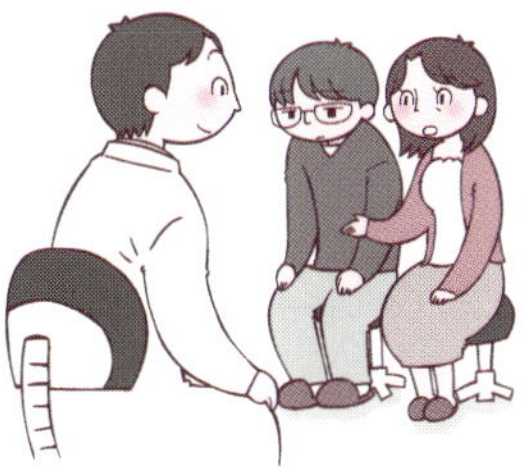

ネット依存・ゲーム依存とは？

インターネットやゲームを
「好き」で「やりすぎる」ことと
「依存する」ことは違います。
依存は病気であり、
治療の必要な状態です。
「好き」と「依存」の違いを
知っておきましょう。

知っておこう

「依存」は、ネットやゲームをやりすぎて
生活に支障が出る状態が
長く続いていること

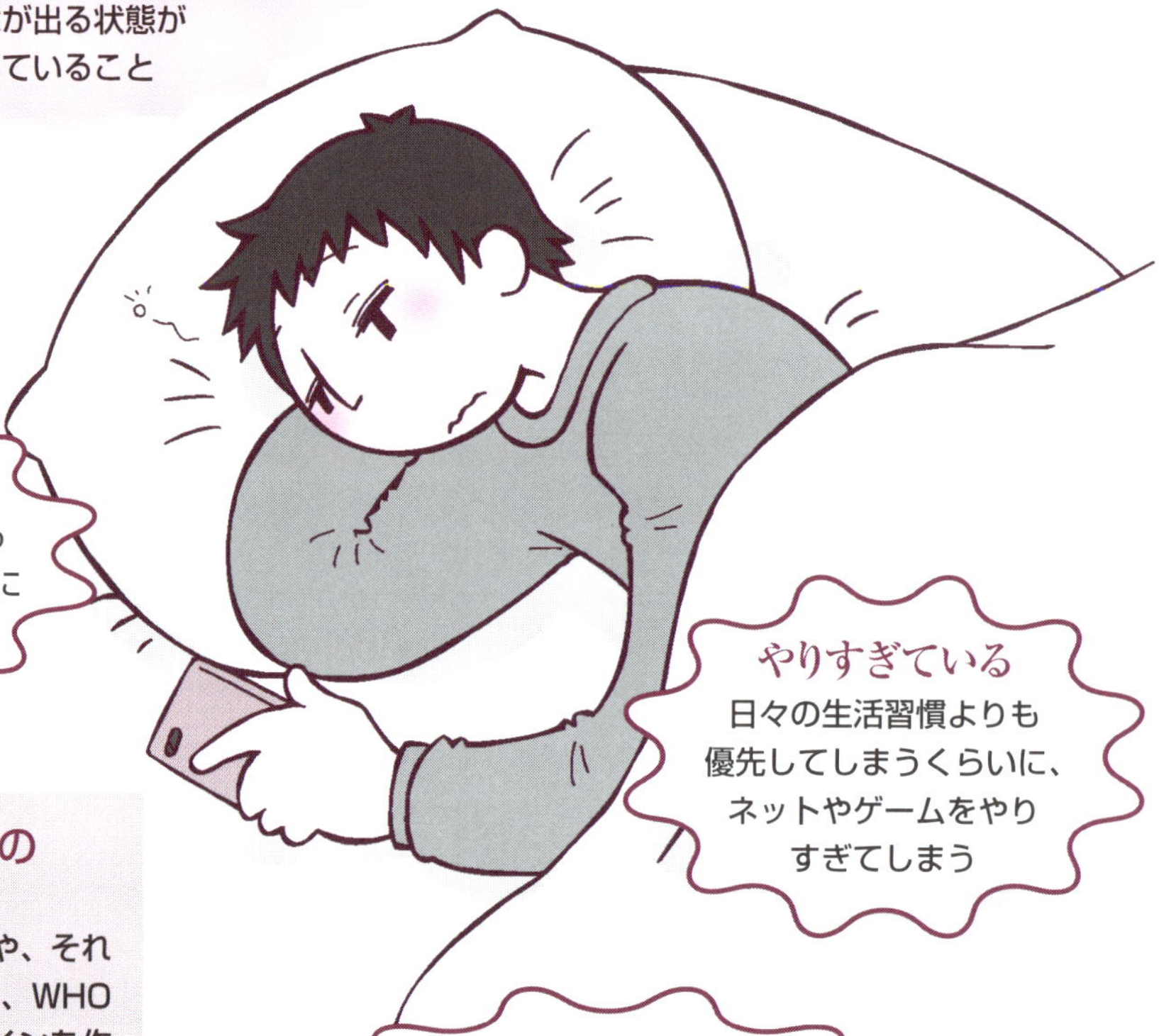

夜になって床についても、ネットやゲームがやめられず、深夜まで遊んでしまう。そのせいで仕事に遅刻するなど、問題が起きている

問題が起きている

ネットやゲームをやりすぎることで、人間関係や仕事などに問題が起こっている

やりすぎている

日々の生活習慣よりも優先してしまうくらいに、ネットやゲームをやりすぎてしまう

長い間続いている

ネットやゲームをやりすぎてしまうことが、長い間（たとえば1年以上など）続いている

POINT

「やりすぎ」「問題」の基準は？

ネットやゲームのやりすぎや、それによって起こる問題について、WHO（世界保健機関）がガイドラインを作成。また、医療の現場では危険度を２つの点で読みとっている。それらの医療的な基準が参考になる。

（44・53ページ参照）

テスト 1

IGDT－10

Internet Gaming Disorder Test 10の略。10問版インターネットゲーム障害テスト。アメリカ精神医学会の疾病分類 DSM−5の「インターネットゲーム障害」に当てはまるかどうかを簡易的に調べることができます。過去12ヵ月間のオフライン・オンラインなどを含めたすべてのビデオゲームについて、以下の10問に答えてみてください。

調べてみよう

2つの簡単なテストで、自分や家族の依存度をセルフチェックしてみよう

A……まったくなかった　B……ときどきあった　C……よくあった

	A	B	C
① ゲームをしていないときにどれくらい頻《ひん》繁《ぱん》に、ゲームのことを空想したり、以前にしたゲームのことを考えたり、次にするゲームのことを思ったりすることがありましたか			
② ゲームがまったくできなかったり、いつもよりゲーム時間が短かったとき、どれくらい頻繁にソワソワしたり、イライラしたり、不安になったり、悲しい気持ちになりましたか			
③ 過去12ヵ月間で、十分ゲームをしたと感じるために、もっと頻繁に、またはもっと長い時間ゲームをする必要があると感じたことがありますか			
④ 過去12ヵ月間で、ゲームをする時間を減らそうとしたが、うまくいかなかったことがありますか			
⑤ 過去12ヵ月間で、友人に会ったり、以前に楽しんでいた趣味や遊びをすることよりも、ゲームのほうを選んだことがありますか			
⑥ なんらかの問題が生じているにもかかわらず、長時間ゲームをしたことがありますか。問題とはたとえば、睡眠不足、学校での勉強や職場での仕事がはかどらない、家族や友人と口論する、するべき大切なことをしなかった、などです			
⑦ 自分がどれくらいゲームをしていたかについて、家族、友人、またはほかの大切な人にばれないようにしようとしたり、ゲームについてそのような人たちに嘘をついたことがありますか			
⑧ 嫌な気持ちを晴らすためにゲームをしたことがありますか。嫌な気持ちとは、たとえば、無力に感じたり、罪の意識を感じたり、不安になったりすることです			
⑨ ゲームのために大切な人間関係を危うくしたり、失ったことがありますか			
⑩ 過去12ヵ月間で、ゲームのために学校での勉強や職場での仕事がうまくできなかったことがありますか			

Király O et al. Addictive Behaviors, 2017より

結果判定

質問①～⑧の「よくあった」を各1点、質問⑨～⑩はどちらかまたは両方が「よくあった」場合を1点と数えます。合計5点以上の場合に「ゲーム依存」と考えられます。

※依存傾向の人がチェックすると、判断が甘くなる場合があります。質問①～⑧の「ときどきあった」「よくあった」を各1点、質問⑨～⑩にひとつ以上「ときどきあった」「よくあった」があった場合を1点と数え、合計5点以上の場合は「ゲーム依存がはじまっている状態」と考え、警戒したほうがよいでしょう。

テスト2は次のページへ

テスト2 スマートフォン依存スケール（短縮版）

ネット依存やゲーム依存の問題に積極的にとりくんでいる韓国で使われているテスト。スマホを使いすぎているかどうかを簡易的に調べることができます。以下の10問に答えてみてください。

	まったく違う	違う	どちらかというと、違う	どちらかというと、その通り	その通り	まったくその通り
① スマホ使用のため、予定していた仕事や勉強ができない	1	2	3	4	5	6
② スマホ使用のため、（クラスで）課題にとりくんだり、仕事や勉強をしているときに、集中できない	1	2	3	4	5	6
③ スマホを使っていると、手首や首のうしろに痛みを感じる	1	2	3	4	5	6
④ スマホがないと我慢できなくなると思う	1	2	3	4	5	6
⑤ スマホを手にしていないと、イライラしたり、怒りっぽくなる	1	2	3	4	5	6
⑥ スマホを使っていないときでも、スマホのことを考えている	1	2	3	4	5	6
⑦ スマホが毎日の生活にひどく悪影響を及ぼしていても、スマホを使い続けると思う	1	2	3	4	5	6
⑧ TwitterやFacebookでほかの人とのやりとりを見逃さないために、スマホをたえずチェックする	1	2	3	4	5	6
⑨ （使う前に）意図していたよりもスマホを長時間使ってしまう	1	2	3	4	5	6
⑩ まわりの人が、自分に対してスマホを使いすぎていると言う	1	2	3	4	5	6

Kwon M et al. PLoS ONE. 2013
（邦訳：久里浜医療センター）より

結果判定 当てはまるところの数字を合計して、31点以上になった場合に「スマホへの依存の疑いがある」と考えられます。

※このテストはスマホ使用全般への依存度を調べるもので、ネット依存・ゲーム依存に特化したテストではありません。ただ、簡易的なテストとして参考になるため、掲載しています。

対応していこう

ネット依存やゲーム依存は病気。治療法や生活上の注意点を知り、対応していこう

第1章 ネットやゲームで生活が破綻した人たち

インターネットやゲームをやりすぎて、
問題が起きている人の事例を5つ紹介します。
どの人も生活が破綻しているようにみえますが、
「依存」に該当する人と、そうではない人がいます。
どの人が依存といえるのか、考えてみてください。

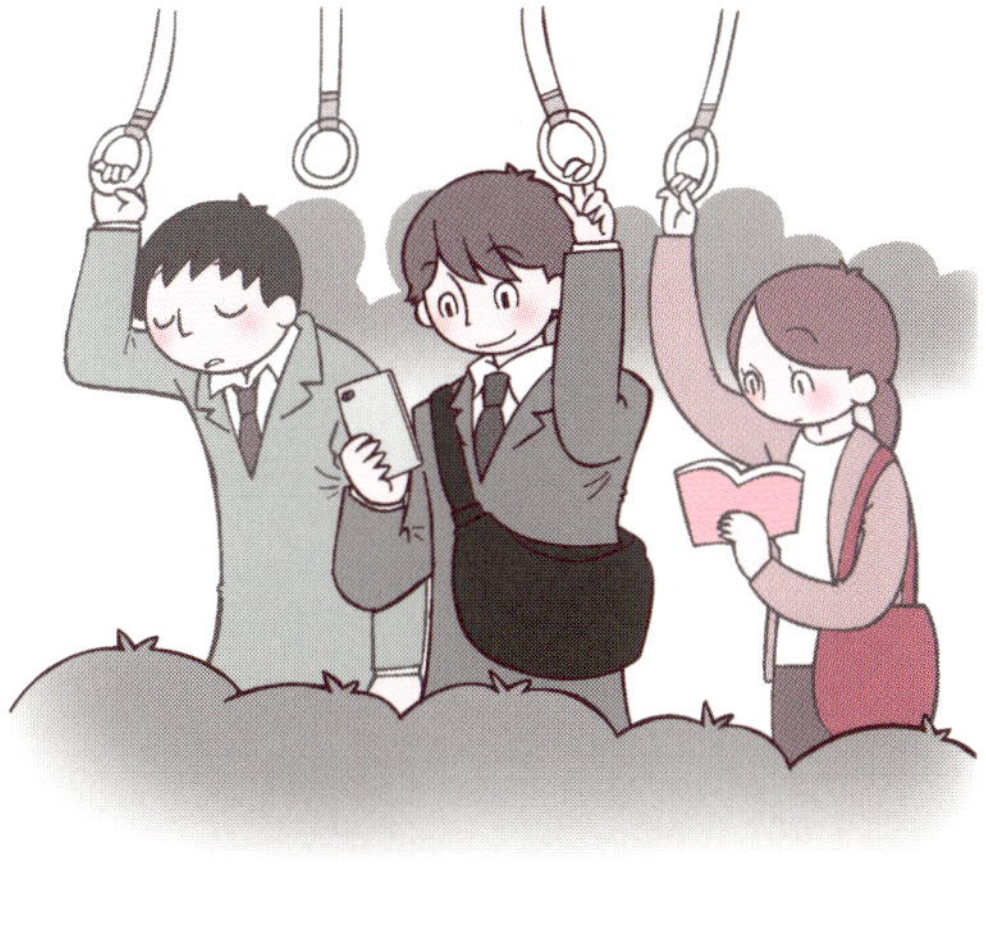

ケース 1

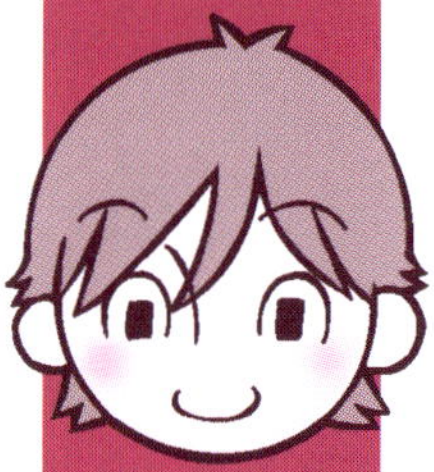

Aさん
10代男性

ゲームと動画で昼夜逆転、不登校に

プロフィール
高校生の男子。高校入学後にオンラインゲームにのめりこみ、夜更かしが続いて昼夜逆転状態に。学校に通えなくなってしまい、母親に連れられて病院を受診しました。

1 中学時代は運動部で活躍していたAさん。その頃からゲームが好きでしたが、遊びとして適度に楽しんでいました。

2 Aさんは高校でも運動部に入りました。しかし高校では部内の人間関係に悩んで部活動から足が遠のき、ゲームで遊ぶ時間が増えていきました。

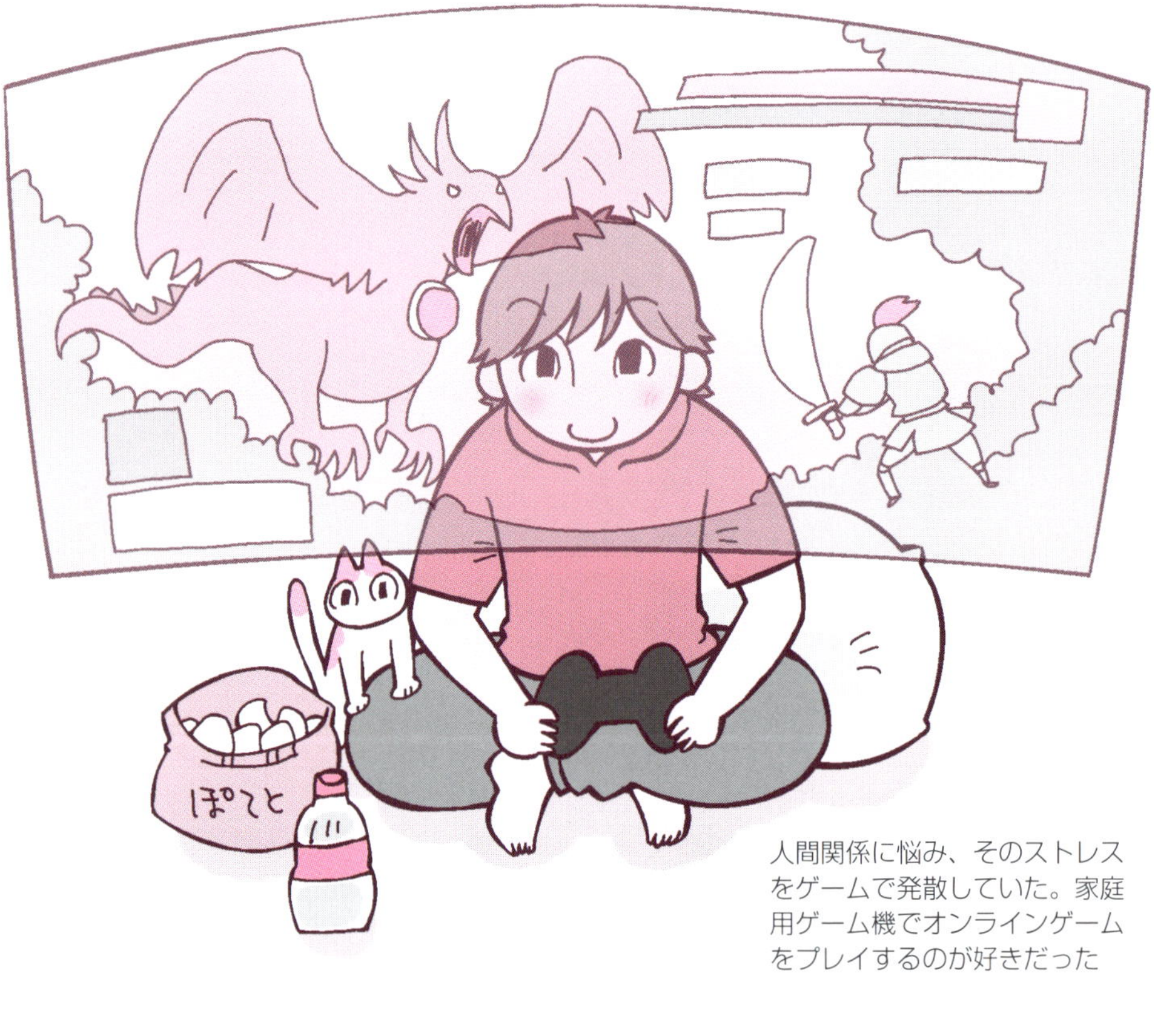

人間関係に悩み、そのストレスをゲームで発散していた。家庭用ゲーム機でオンラインゲームをプレイするのが好きだった

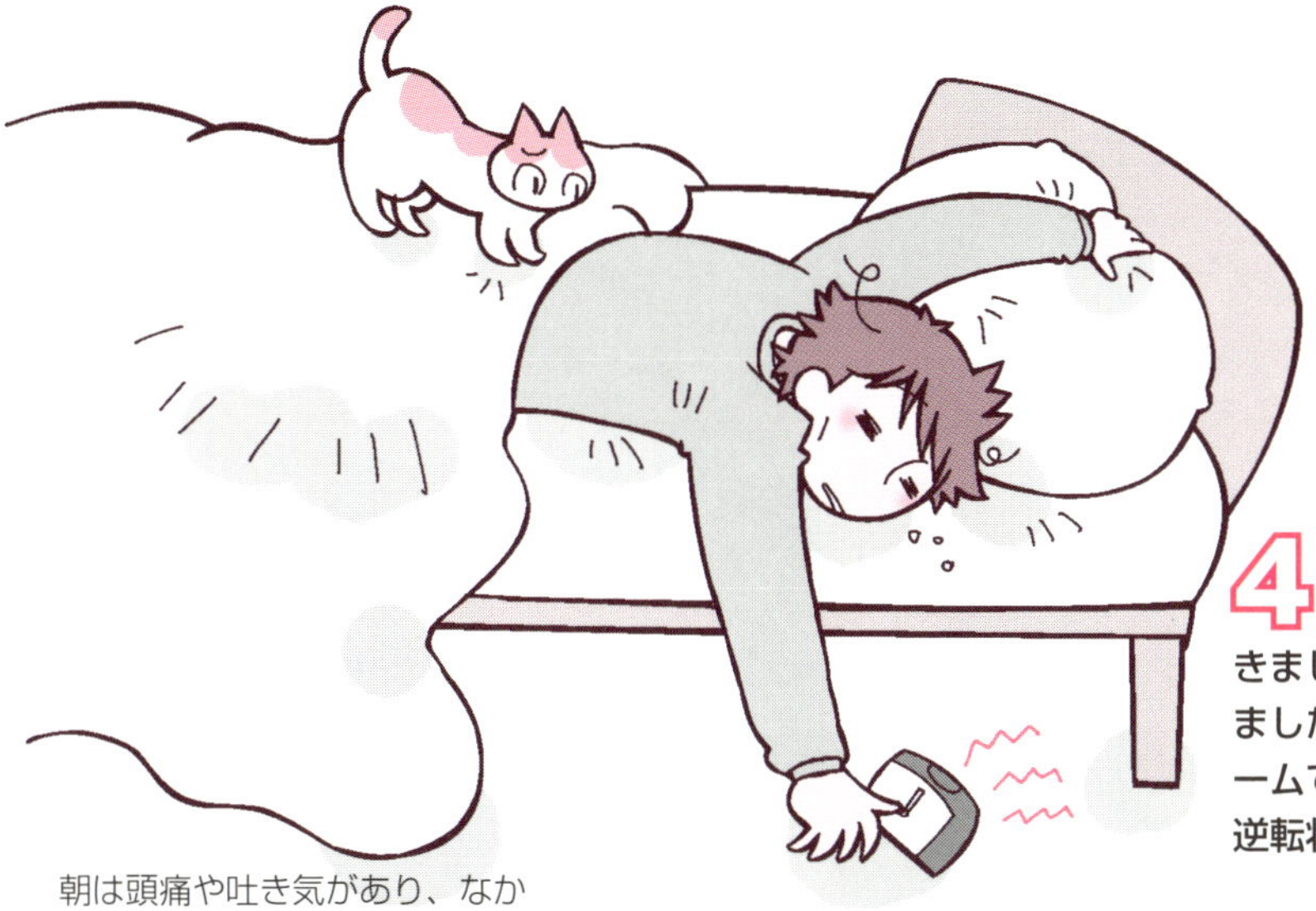

3 Aさんはオンラインゲームにはまって、ネット上の友達といっしょにゲームをしたり、ゲームの実況動画をみたりして、深夜まで遊ぶようになりました。

4 夜更かしが続き、朝すっきりと起きられなくなっていきました。学校を休むことが増えましたが、それでも夜遅くまでゲームで遊んでしまい、生活は昼夜逆転状態に。

朝は頭痛や吐き気があり、なかなか起きられない。どうにか起き出して登校しても、寝不足で授業に集中できない

5 家族はAさんを心配し、夜はインターネットをオフラインにしようと提案しました。しかしAさんは家族に反発して暴言を吐き、ゲームをやめようとしません。

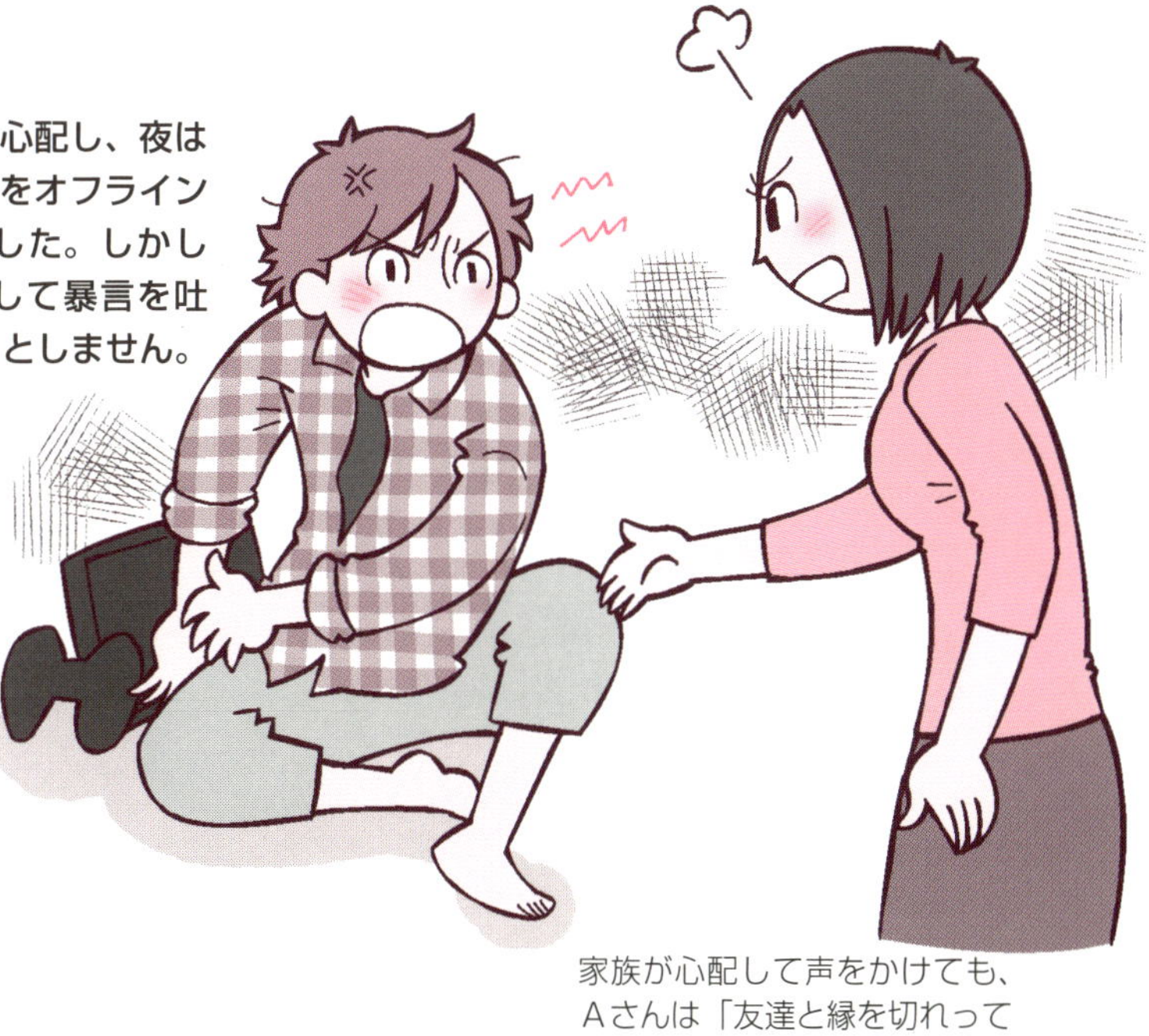

家族が心配して声をかけても、Aさんは「友達と縁を切れって言うのか」などと怒鳴り返す。手がつけられない状態に

このケースはどうすればいい？

■**本人は＝**カウンセリングを受けて重症度を自覚し、運動などをとり入れて生活習慣を改善する必要があります。状態が悪い場合には入院も検討されます。

■**家族は＝**ネットを急に遮断するのは厳禁。病院の家族会などでネット依存のことを学び、本人の状態を理解していきましょう。本人との会話を増やすことも大切です。

→P62・68・72・78・84・86へ

ケース 2

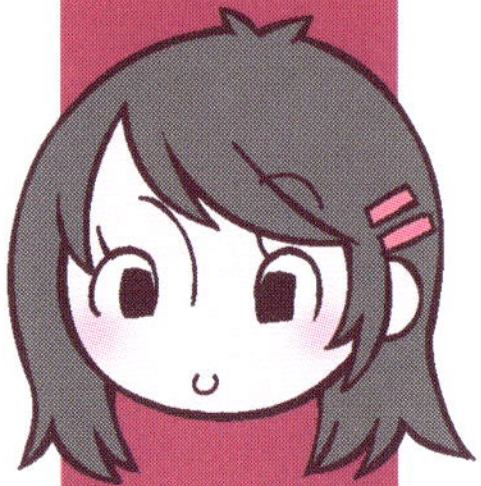

B さん
10代女性

SNSにのめりこんで個人情報・写真が流出

プロフィール
高校生の女子。SNS にはまって食事中もスマホをチェックするほどになり、やがて個人情報や写真が流出。ネット依存を解消したいと訴え、家族とともに病院を受診しました。

1 Bさんは中学までスマホを持っていませんでした。高校入学のお祝いでスマホを買ってもらい、SNS を使いはじめました。

2 LINE や Twitter、Instagram といった SNS で友達との交流をはじめると、それが思っていた以上に楽しく、SNS を使う時間が日に日に増えていきました。

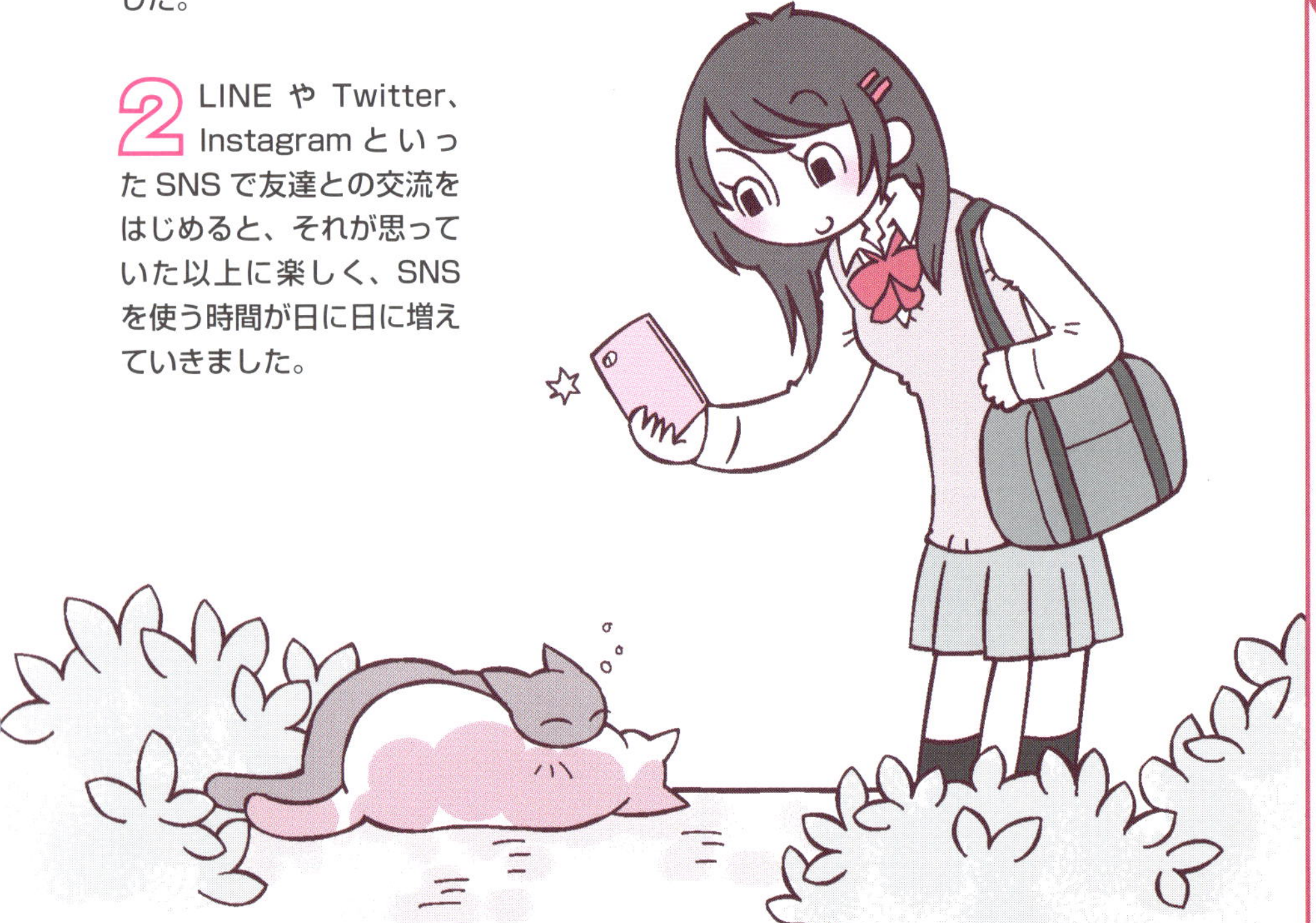

友達と SNS で盛り上がりたいので、そのための話題やネタをいつも探していた。珍しいものをみつけたらすぐに撮影した

3 SNSを通じて、学校や塾以外の友達が増えました。Bさんはアイドルが好きで、同じアイドルを追いかけているファンとの交流もはじめました。

4 アイドルファンの仲間との間では、チケットやグッズを売り買いすることもありました。SNSを使う時間がさらに増え、お金のやりとりもおこなうようになっていきました。

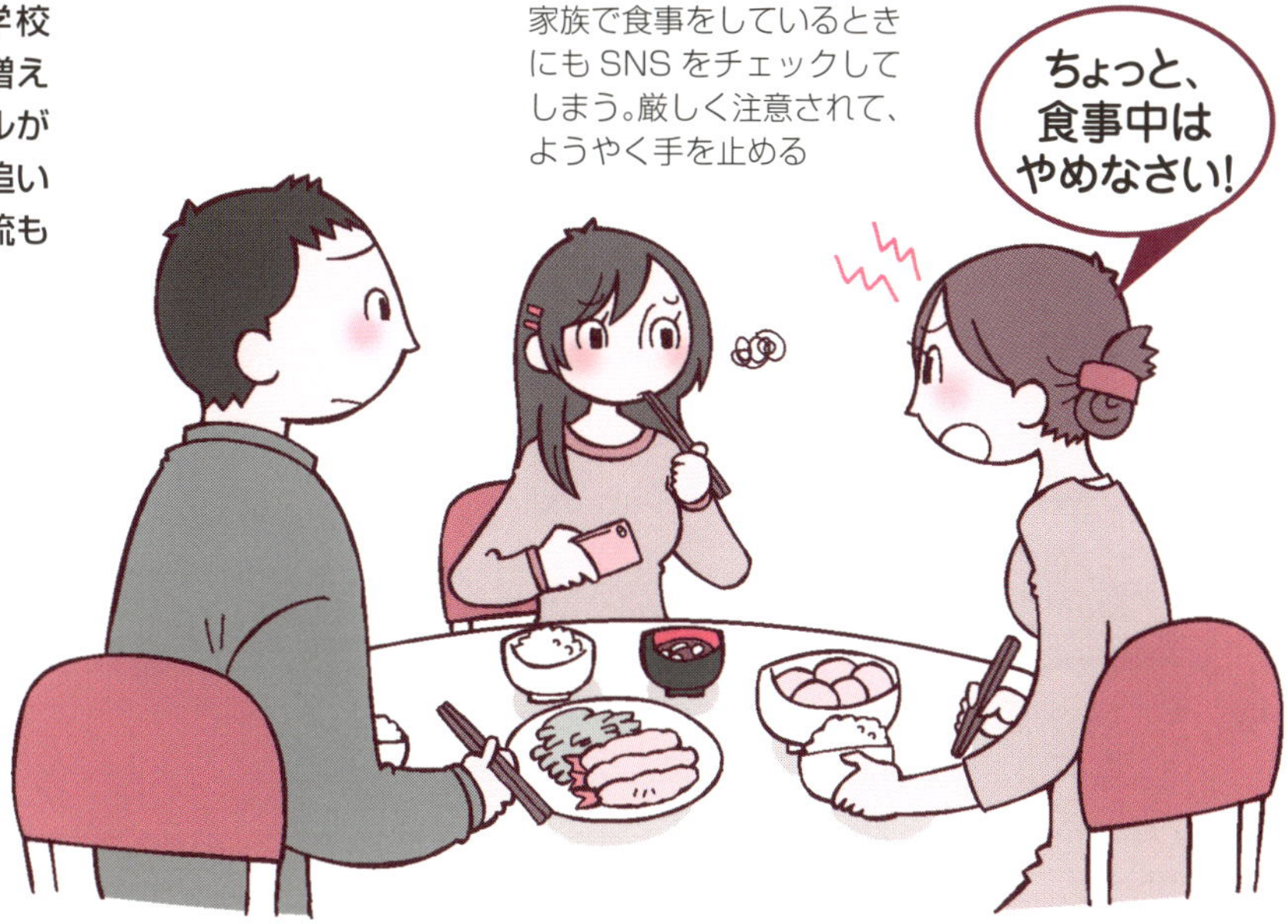

家族で食事をしているときにもSNSをチェックしてしまう。厳しく注意されて、ようやく手を止める

5 そんなある日、BさんはSNSに自分の本名や住所、顔写真が流出していることを発見。ネットにはまっていたことがこわくなり、家族に相談したのです。

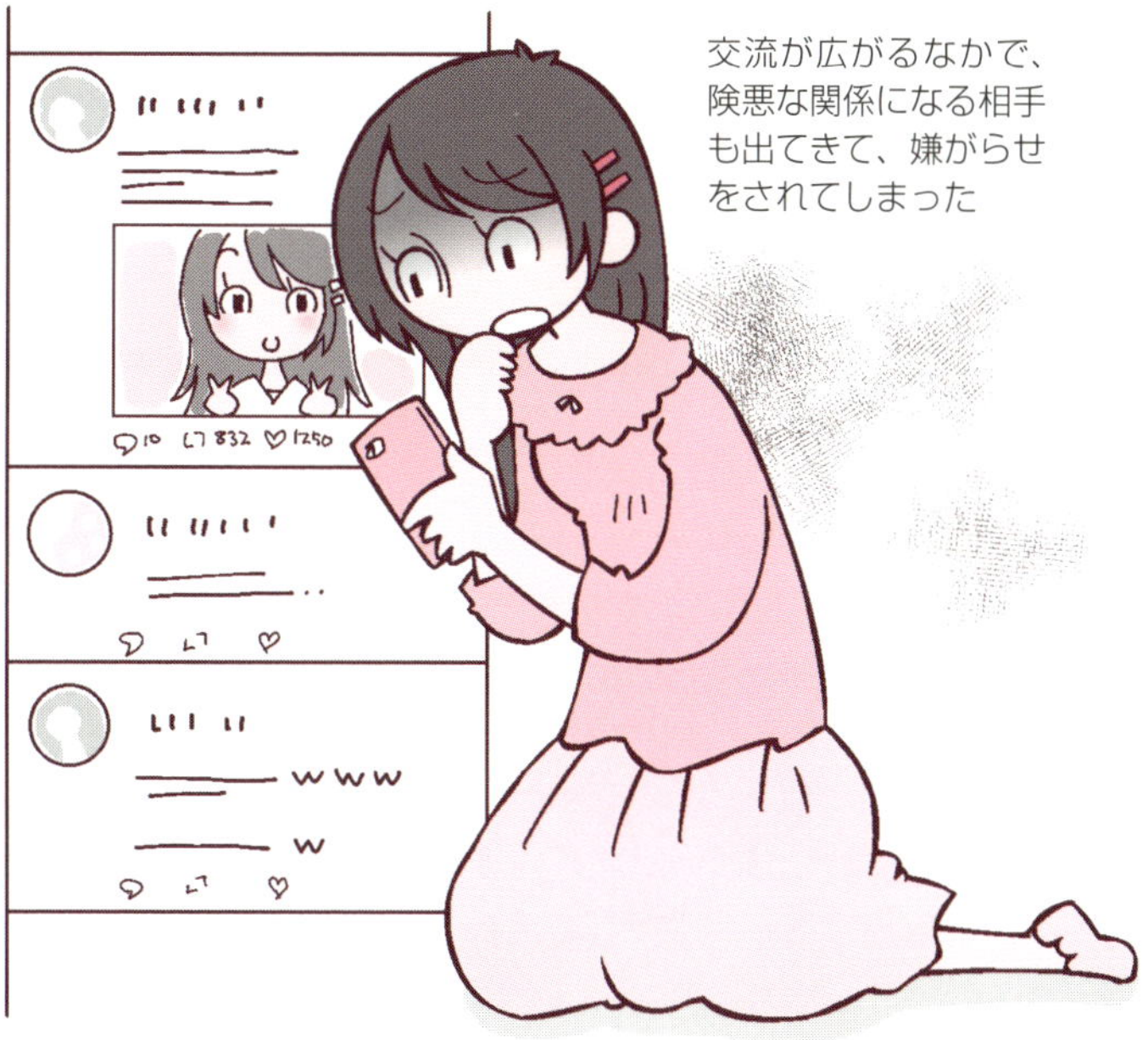

交流が広がるなかで、険悪な関係になる相手も出てきて、嫌がらせをされてしまった

このケースはどうすればいい?

■本人は＝ネット利用の時間や頻度が増えていることも問題ですが、それ以上に深刻なのが情報管理の問題です。家族や医師と相談し、ネット利用のルールを考える必要があります。

■家族は＝ネットを使いすぎているという問題は医療機関へ、情報流出の問題は警察へ、それぞれ相談しましょう。そのうえで、本人とネット利用のルールを考えていきます。

→P86・90へ

ケース3

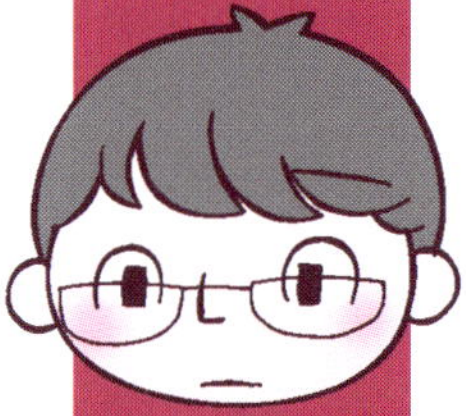

Cさん
20代男性

ストレスからうつ病・ネット依存を併発

プロフィール

大学生の男子。就職活動のストレスからうつ病にかかり、自分の部屋に閉じこもりがちに。趣味のゲームで時間をつぶすうちに、ネット依存を併発してしまいました。

1 中学・高校時代に、部活動には力を入れず、家で過ごすことが多かったCさん。勉強はよくできるほうで、大学受験もうまくいきました。

2 大学でも授業にはついていけましたが、3年時から就職活動をはじめると、自分にはアピールできる長所がないように感じ、落ちこんでいきました。

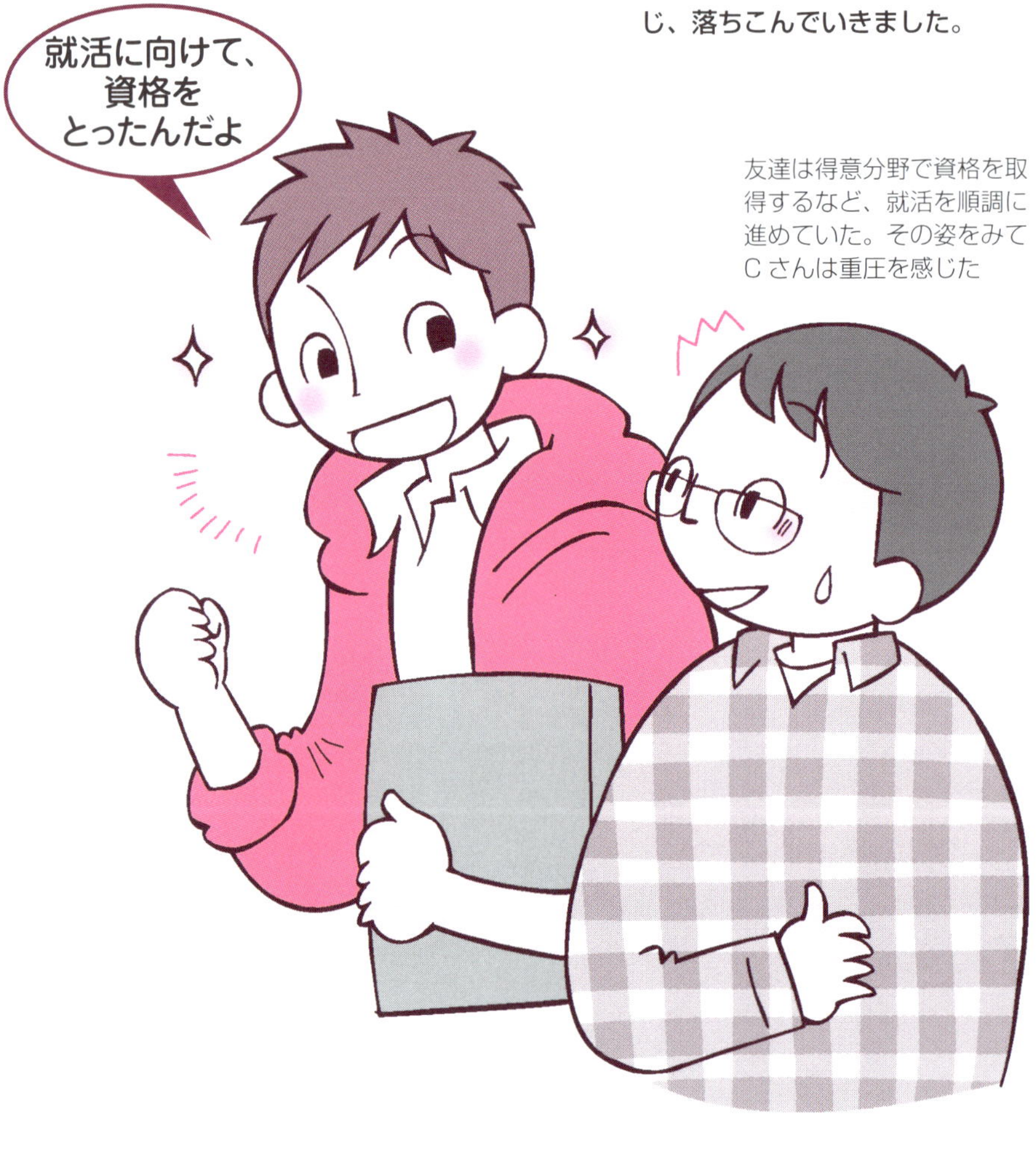

友達は得意分野で資格を取得するなど、就活を順調に進めていた。その姿をみてCさんは重圧を感じた

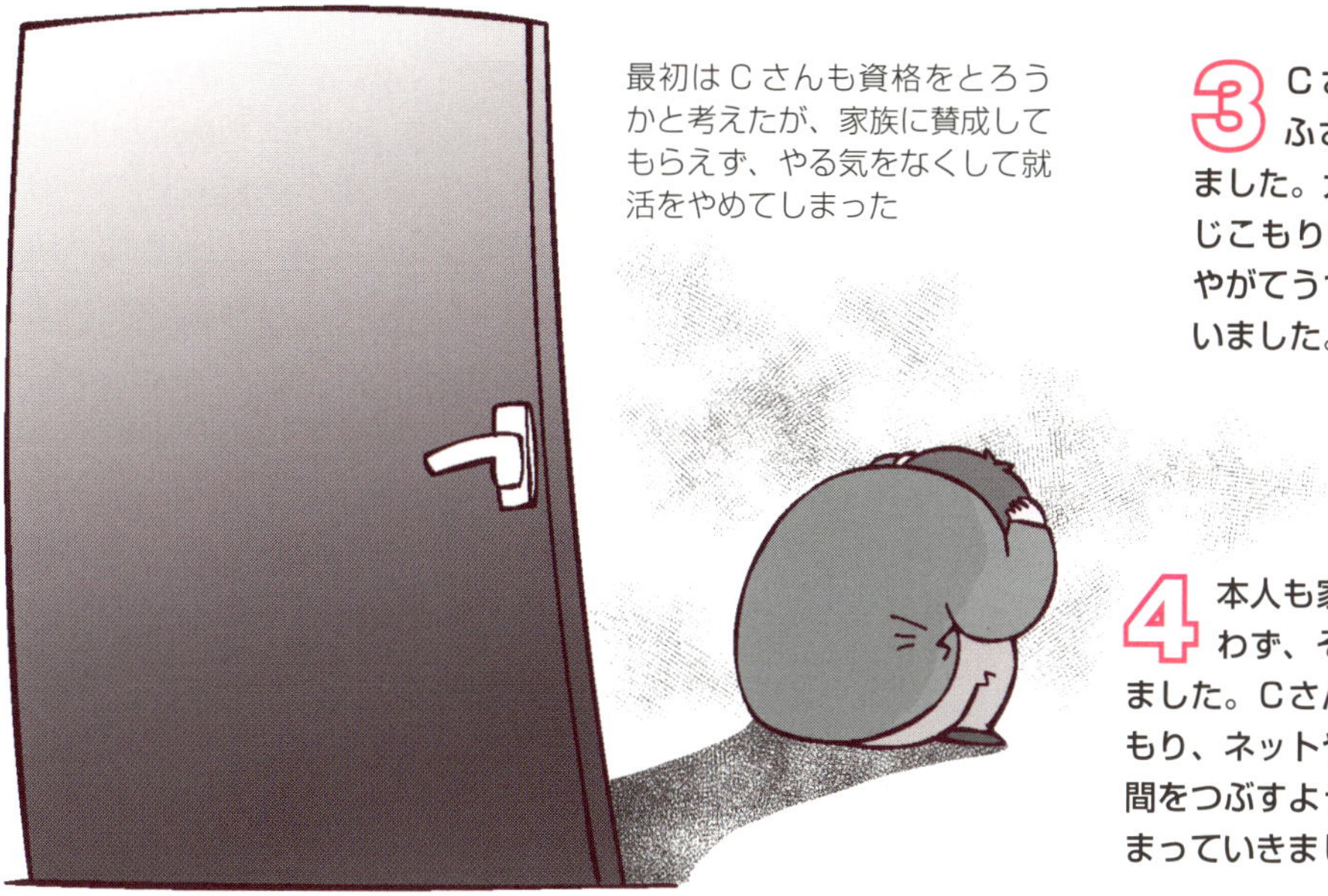

最初はＣさんも資格をとろうかと考えたが、家族に賛成してもらえず、やる気をなくして就活をやめてしまった

3 Ｃさんは自信を失い、ふさぎこむようになりました。大学を休み、家に閉じこもりがちになっていき、やがてうつ病を発症してしまいました。

4 本人も家族もうつ病とは思わず、そのまま過ごしていました。Ｃさんは自分の部屋にこもり、ネットやスマホゲームで時間をつぶすようになり、徐々にはまっていきました。

5 Ｃさんはネットやゲーム以外にほとんど活動しなくなり、食事も日に１回程度ですませるようになってしまいました。それをみて家族が心配し、病院に相談しました。

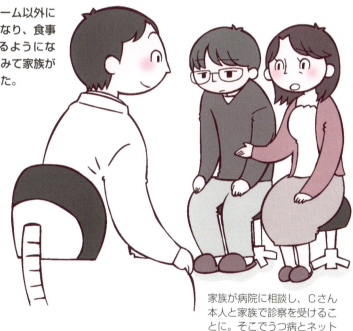

家族が病院に相談し、Ｃさん本人と家族で診察を受けることに。そこでうつ病とネット依存の併発がわかった

このケースはどうすればいい？

■本人は＝病院で診察を受け、うつ病とネット依存それぞれの治療をはじめます。うつ病の治療には薬物療法が必要となる場合があります。

■家族は＝Ｃさんはただふさぎこんでいるのではなく、うつ病・ネット依存という精神疾患にかかっています。家族も病院で説明を受け、それを理解して治療に協力しましょう。

→ P56・62 へ

ケース4

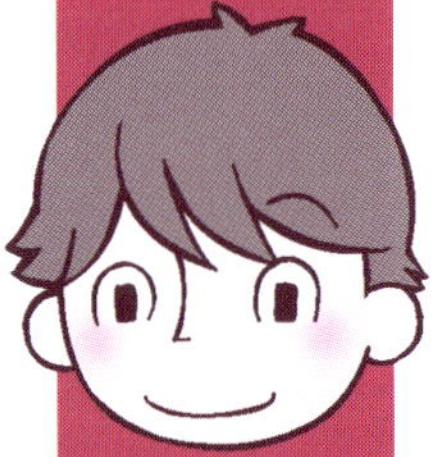

Dさん
30代男性

食事中も入浴中もスマホが手放せない

プロフィール
30代の男性会社員。スマホゲームにはまってしまい、仕事の合間や食事中、入浴中にもゲームをするように。家族は心配し、本人も反省していますが、対策はとっていません。

1 Dさんは少年時代、家庭用ゲーム機でよく遊んでいました。その頃に好きだったゲームがスマホゲームとしてリメイクされていることを知り、試しにプレイしてみました。

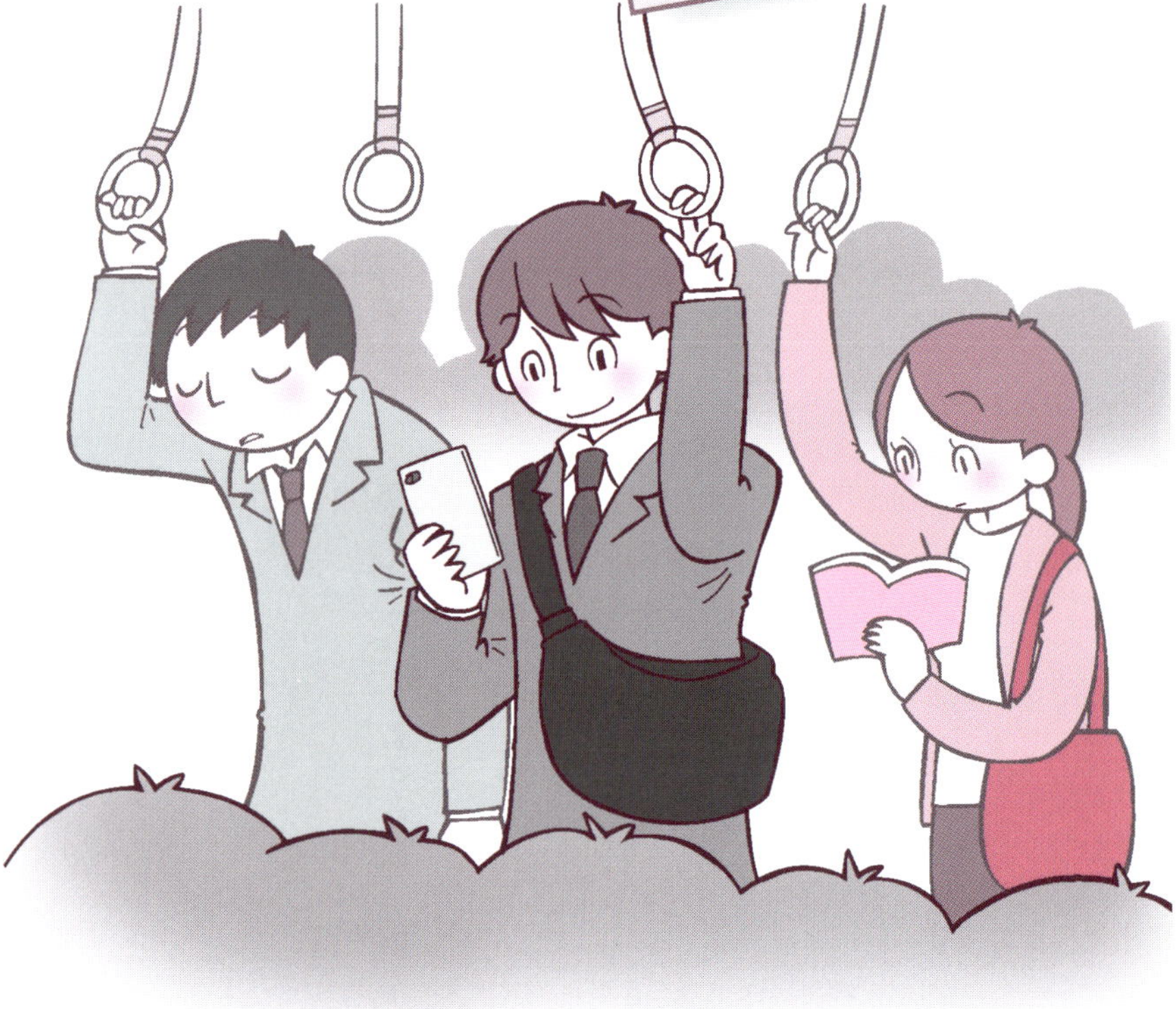

数分でも空き時間があればプレイできるので、仕事で外回りをするときには、電車内などでスマホゲームをするようになった

2 ゲーム機をテレビにつないでいた頃と違って、スマホで手軽に、どこでもプレイできることが気に入り、スマホゲームにすっかりはまってしまいました。

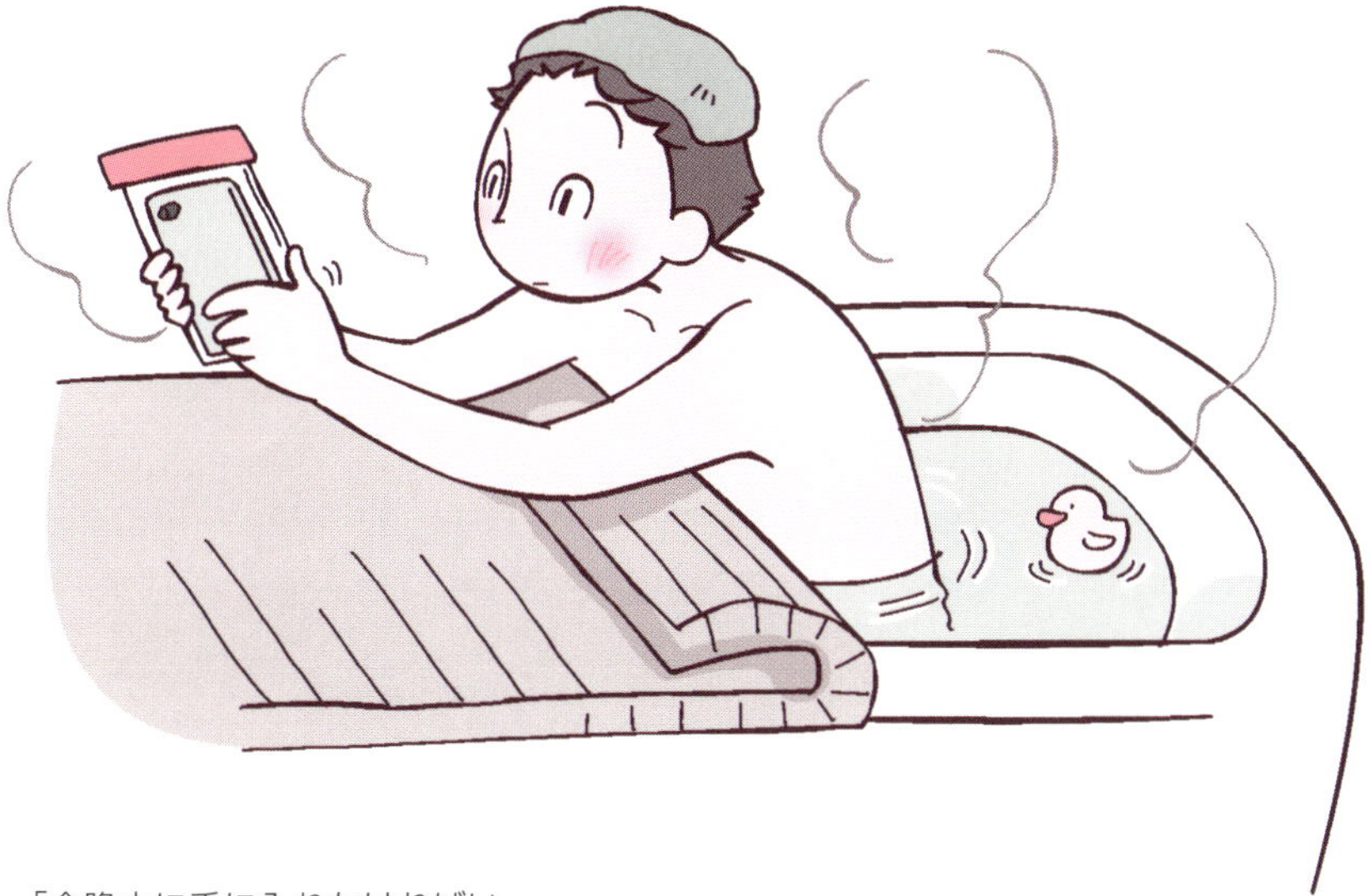

「今晩中に手に入れなければいけないアイテムがあるから」と言って、浴室にもスマホを持ちこみ、ゲームをしている

3 最初は空き時間に楽しんでいましたが、より多くのキャラクターやアイテムを手に入れようとして、プレイ時間が長くなっていきました。

4 Dさんは仕事で早朝から夜遅くまで忙しくしていますが、少し手があくとスマホゲームを立ち上げるようになりました。食事中や入浴中もゲームをしています。

5 ゲームばかりではいけないという自覚はあり、妻に心配されるとスマホを一度置くのですが、しばらくするとまたプレイしてしまい、自己嫌悪に。本人も困っています。

夜遅くまでゲームをしていて妻に心配され、「大丈夫？ 明日起きられるの？」などと声をかけられる

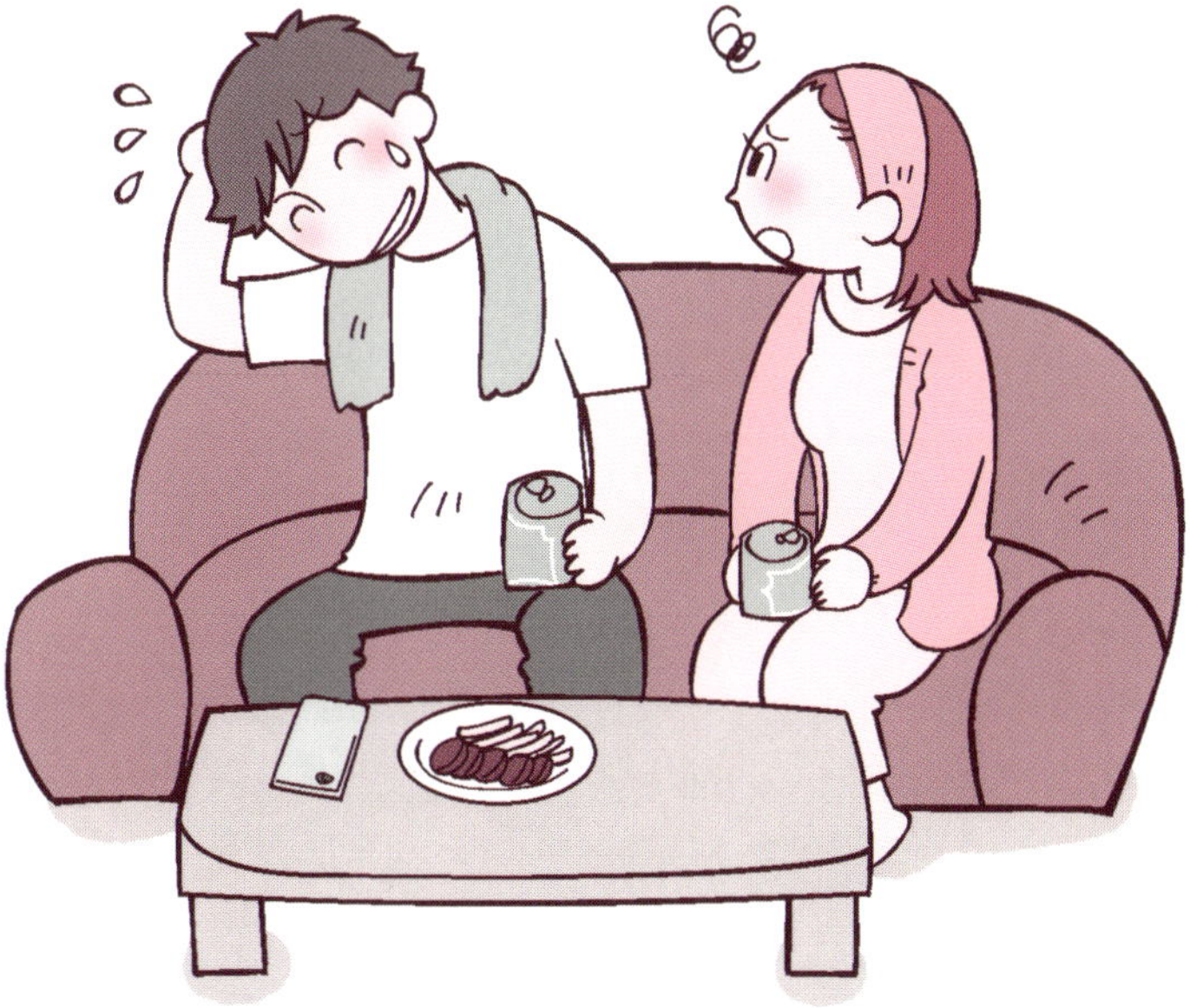

このケースはどうすればいい？

■本人は＝まだ大きな問題にはなっていませんが、依存の入り口にいます。自分で利用時間を記録し、遊び方を見直すか、病院を受診してカウンセリングを受けましょう。

■家族は＝本人と話し合い、スマホの使い方を見直してもらえればよいのですが、1対1で話すともめてしまう場合も。病院を利用し、医師などの第三者をまじえて話すのも有効です。

→P62・90・92・94へ

ケース **5**

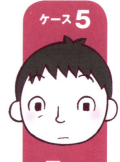

Eさん
40代男性

ガチャ課金が気づけば数百万円に

プロフィール

Eさんは IT 関係の仕事をしている男性会社員。家族は妻と子ども2人です。スマホゲームの「ガチャ」に課金するくせがつき、数百万円を使いこんでしまいました。

1 Eさんは日頃、お金の使い方にシビアです。外食をするときにはメニューの100円の差を比べ、無駄遣いをしないように注意しています。

2 そんなEさんにとって、無料で遊べるスマホゲームは、コストパフォーマンスの高い娯楽でした。ちょっとした待ち時間に、ゲームで遊んでいました。

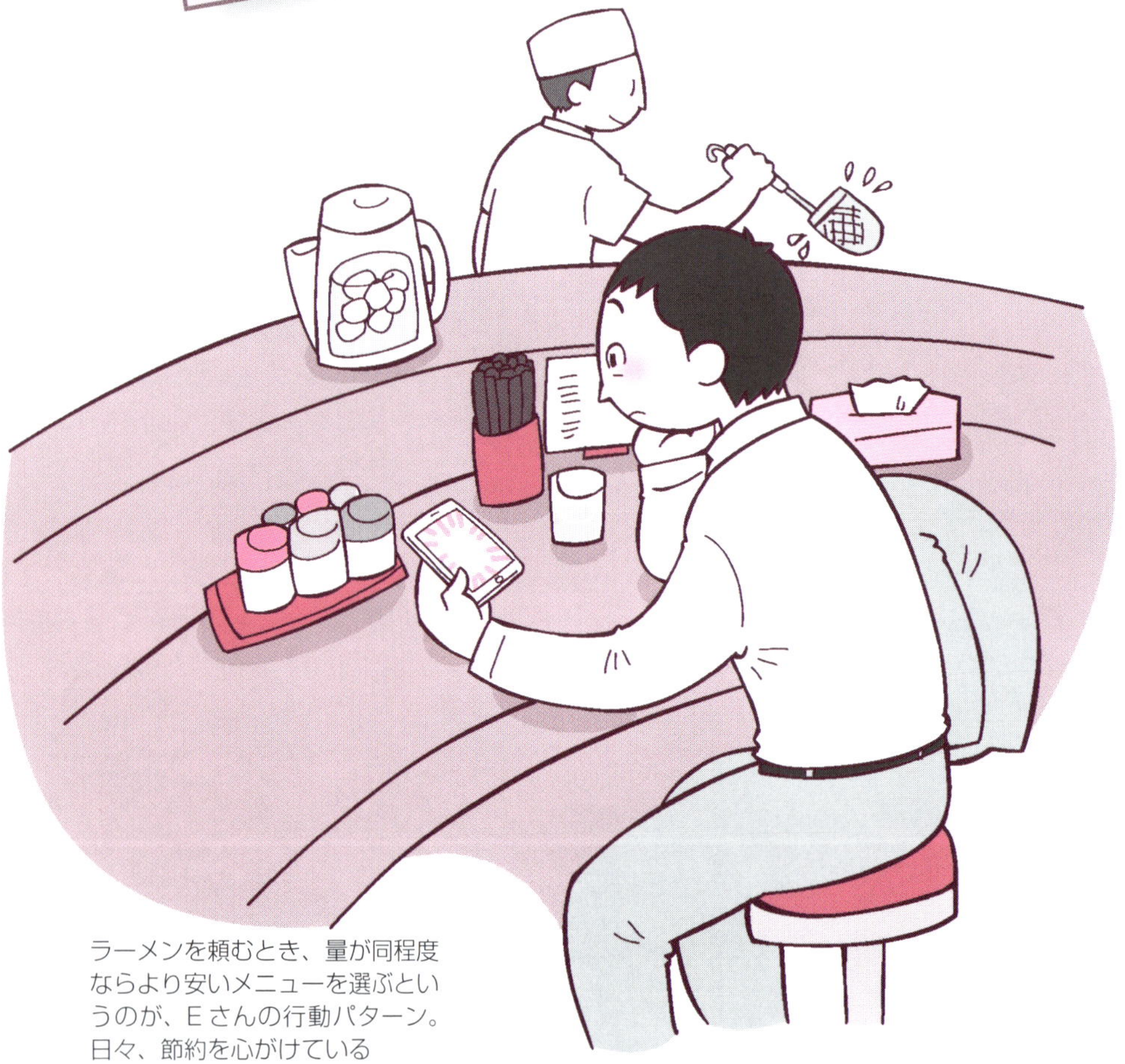

ラーメンを頼むとき、量が同程度ならより安いメニューを選ぶというのが、Eさんの行動パターン。日々、節約を心がけている

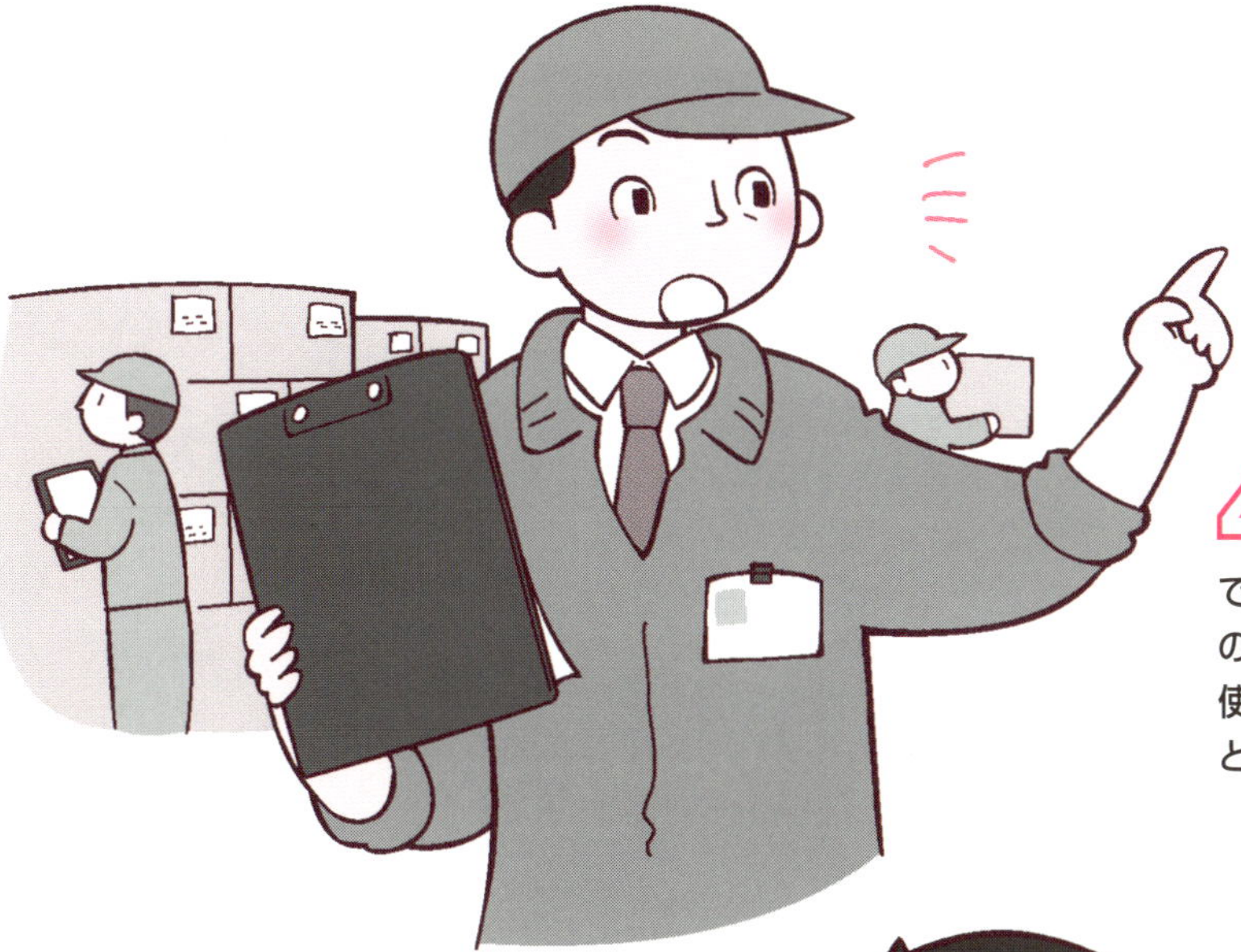

3 最初は会社への往復の時間や、ひとりで食事をするときにゲームをしていましたが、それだけでは時間が短く、思い通りに遊べませんでした。

4 仕事が忙しく、時間が自由に使えないEさん。深夜までゲームをするよりは、ゲーム上のアイテムに数百円程度のお金を使い、ゲームを効率よく進めることにしました。

仕事中はIT関係のシステムを構築したり、現場に出て指示を出したりと忙しく、ゲームをしている時間はなかった。そこで効率を求めて課金をはじめた

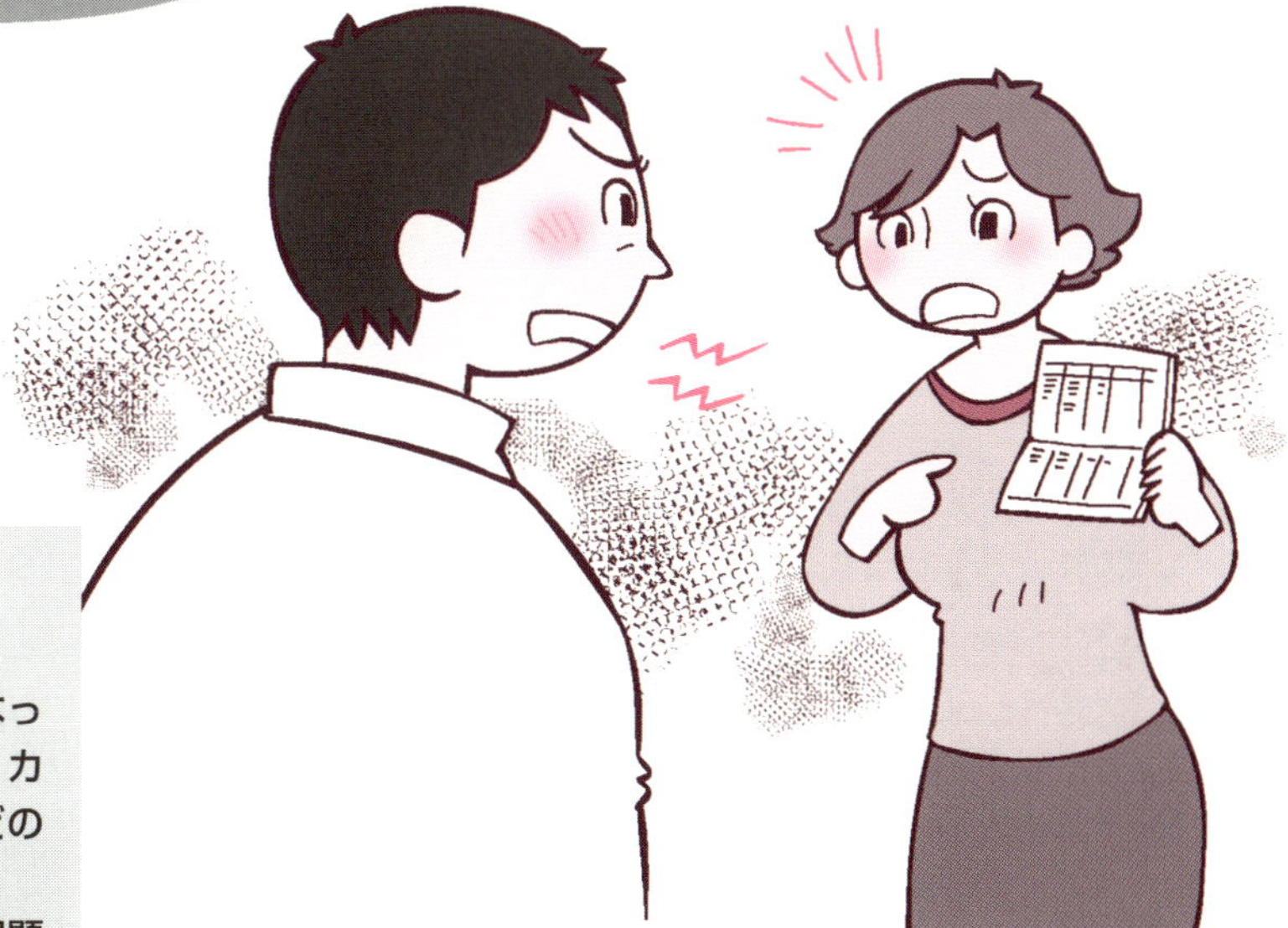

当初は自分の小遣いで課金していたが、すぐに足りなくなり、カードローンを利用。家族に知られて大問題に

5 「時間を買う」という感覚で課金をはじめたEさんでしたが、効率を求めるあまり、使う金額が増えていき、ついには1年間で数百万円を使いこむほどになってしまいました。

このケースはどうすればいい？

■本人は＝課金が大きな問題になっています。すぐに病院を受診し、カウンセリングや認知行動療法などの治療を受ける必要があります。

■家族は＝様子をみていては、問題がさらに大きくなります。家族だけでは対処できないので、病院を利用し、家族会などに参加して適切な対応を学びましょう。

→P48・62・64・66・72へ

ケースにみる 健康と依存の違い

注意されてやめられるならまだ「健康」

ネットやゲームをやりすぎていても、注意されれば切り替えられるという場合には、まだ「依存」というほど悪い状態ではありません。

健康ならやめられる

健康と依存の主な違いは、明らかな問題になる前に「自分でやめられるかどうか」です。ネットやゲームをやりすぎて多少問題が起こっていても、そこで利用法を見直せるのであれば、まだ健康といえます。

ネット・ゲームをやりすぎている

食事中や仕事の合間など、ネットやゲームに手を出すには不適切な状況でもつい手が出てしまう。また、ネットやゲームに時間やお金を使いすぎてしまう

まわりの人に注意される

ネットやゲームの利用法が度を越していて、「食事中はやめて」などと、まわりの人から注意される

生活上の問題が起こる

ネットやゲームのやりすぎで睡眠不足になったり、課金をしたりして、生活上の問題が起こる

反省して、やめられる

注意されたり、問題を認識したりすると、深刻な状況になる前にネットやゲームのやりすぎを反省し、利用法を調整できる

(まだ)健康

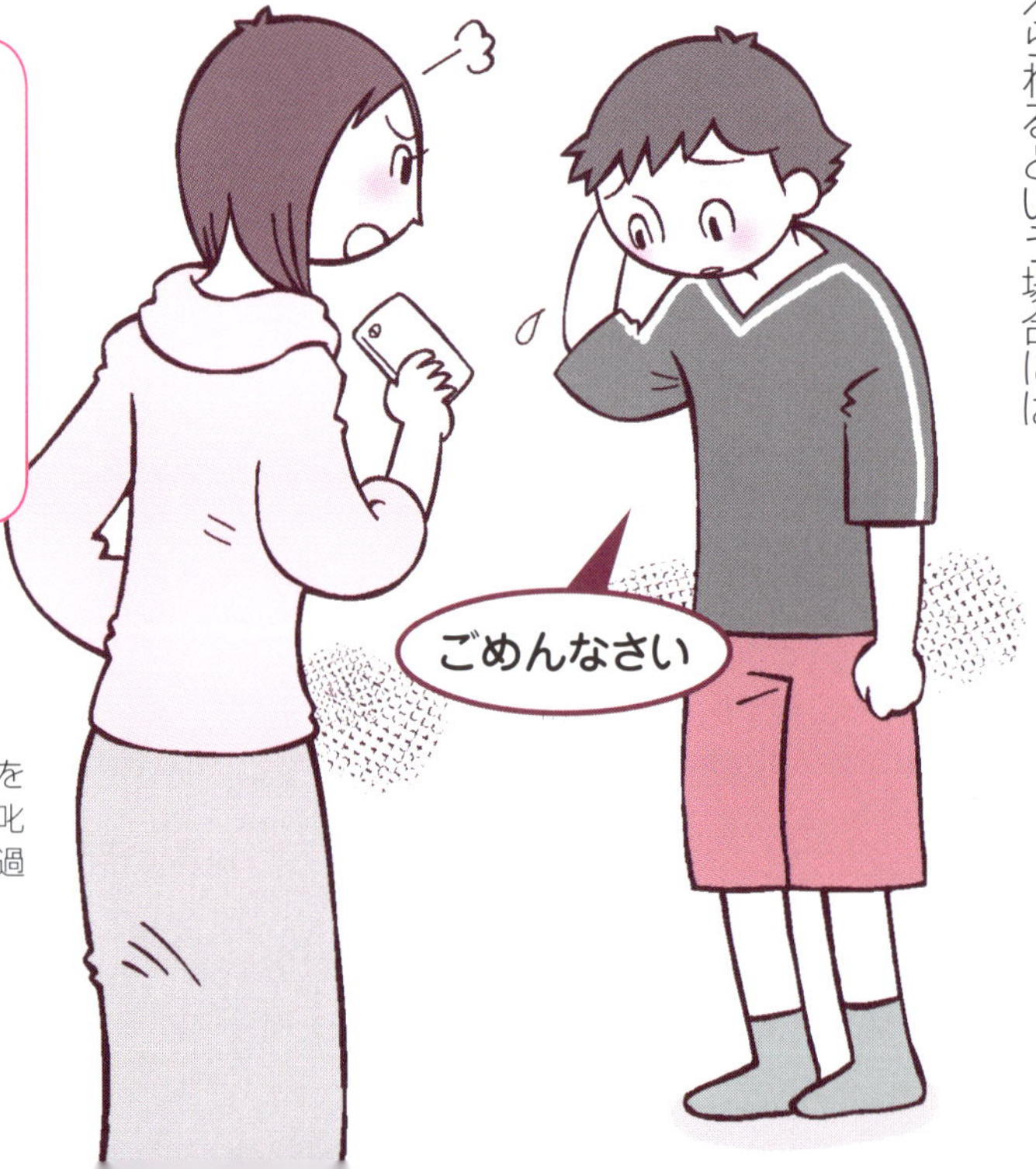

ゲームにはまって親のお金を無断で使ってしまったが、叱られたことで反省し、同じ過ちはおかさないようになる

Dさんのケース

注意されればやめられるので、まだ大丈夫

Dさん（P16）は入浴中もスマホをするほどの状態でした。依存といえそうですが、彼も妻に注意されてスマホの使用を中断できるので、まだ健康だといえます。

反発するようになってきたら、要注意

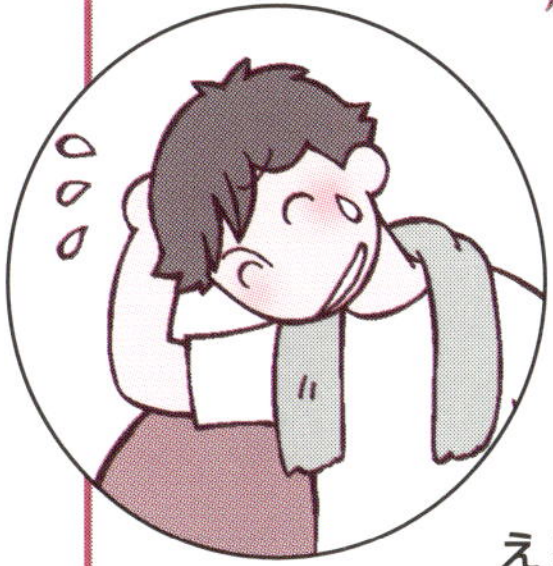

しかし、Dさんはスマホゲームを完全にやめることはできていません。依存がはじまっているとも考えられます。この先、妻の注意に反発するようになってきたら要注意。依存に陥り、一気に悪化していく可能性があります。

Bさんのケース

自分で「ダメだ」と思っているのでセーフ

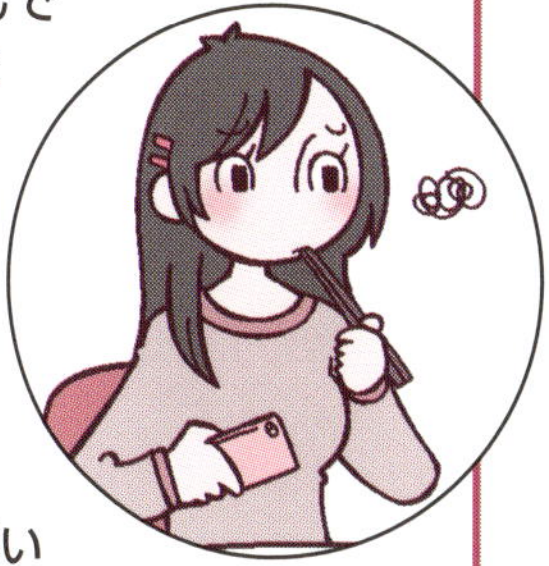

SNSにのめりこんでいたBさん（P12）には、食事中にスマホをみることなどの問題がありましたが、注意されれば「ダメだ」と考え、やめることができました。まだ依存というほど悪い状態ではありません。

ただし、依存とは別の問題が起こっている

Bさんの場合、依存度は軽いのですが、依存とは別に、個人情報の流出という深刻な問題が起こっています。この問題を依存と分けて考え、対応する必要があります。

健康と依存の境界線はあいまい

ここでは健康と依存の主な違いを「自分でやめられるかどうか」と解説していますが、これはあくまでも主な違いです。依存をわかりやすく伝えるために、シンプルな解説にしています。

厳密には、健康と依存の境界線はあいまいです。注意を受ければやめられるとしても、その際に暴言を吐くという場合には、深刻な状態とも考えられます。依存とみなしたほうがよいでしょう。

まだ健康だと感じても早めに受診を

BさんやDさんのようにネットやゲームをやりすぎていても、自分の意志で利用時間などをコントロールできている状態を「過剰使用」といいます。

この状態は、まだ健康の範囲に入りますが、いつ依存に陥ってもおかしくありません。早めに病院で診察を受けましょう。

ケースにみる　健康と依存の違い

やめたくてもやめられないのが「依存」

ネットやゲームのやりすぎだと薄々気づいていても、それ以上に「もっとやりたい」という気持ちが強く、自分ではやめられなくなっているのが依存です。

依存の人はやめられない

ネットやゲームをやりすぎて問題が起こっているのに、自分を止められなくなっているのが依存です。問題の存在やまわりの人からの指摘を否認する傾向があります。

問題が起こる・注意される
ネットやゲームをやりすぎることで問題が起こったり、それを人に注意されたりする

注意されてもやめられない
人に注意されても、ネットやゲームを続けてしまう。むしろ反発して暴言を吐いたり暴力をふるったりする

問題を認めることができない
睡眠不足や課金などの問題が起こりはじめていても、それを問題として認めない。問題を軽視する

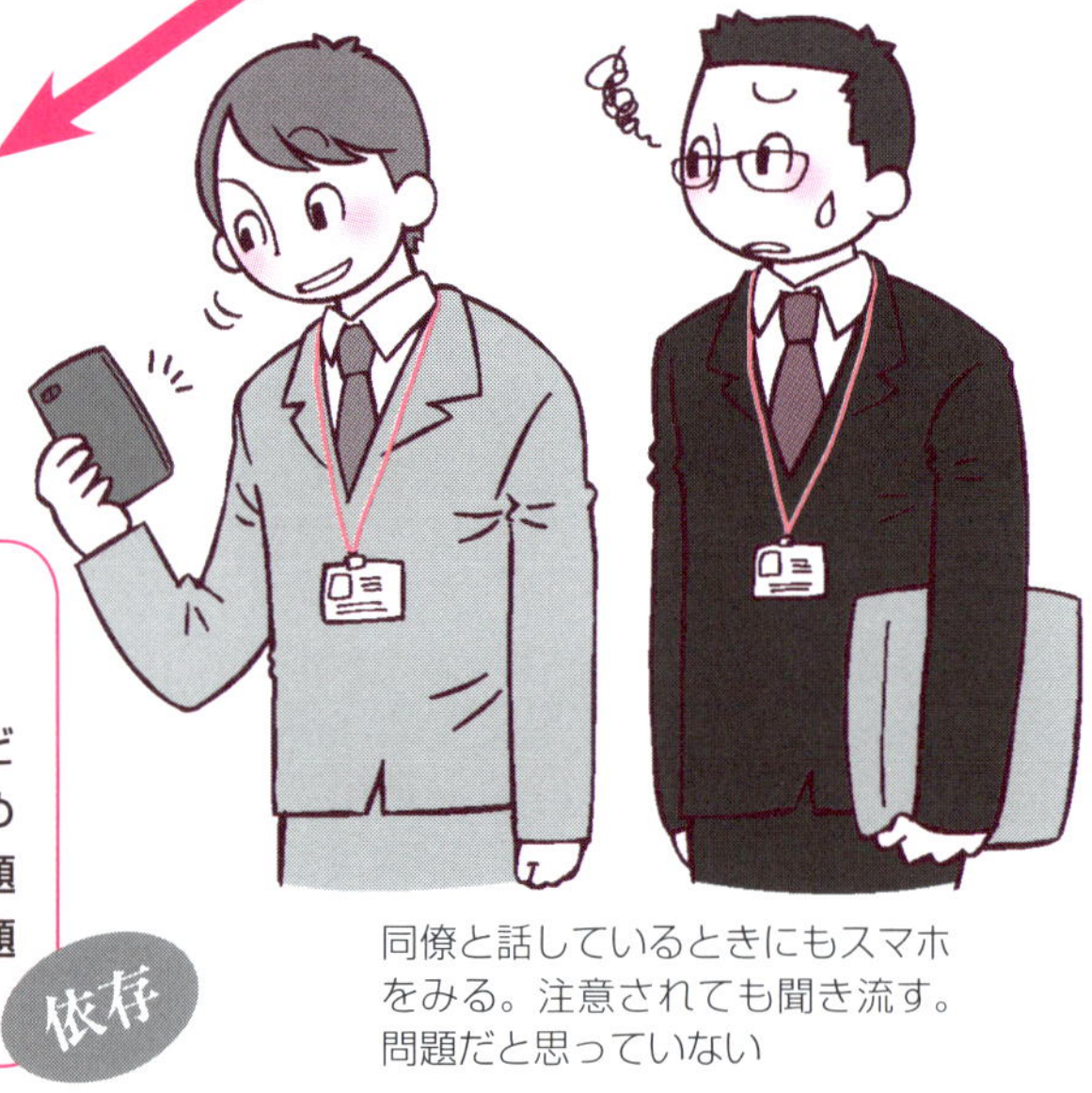

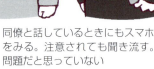

同僚と話しているときにもスマホをみる。注意されても聞き流す。問題だと思っていない

よくないと思っても自分ではやめられない

依存とは、ネットやゲームのやりすぎによって、睡眠不足やお金の使いこみなどの明確な問題が起きているにもかかわらず、自分を止めることができず、行動がエスカレートしていく状態です。

問題が悪化して不登校や欠勤、家庭内暴力、多額の借金といった深刻な事態にいたり、まわりの人に注意されても、ネットやゲームをやめることができません。

本人は依存に薄々気づいていたりもするのですが、やめたくても自分では欲求や行動を制御できない「コントロール障害」の状態になっています。本人の意志の問題ではなくなっているのです。

Aさんのケース

問題が長期化し、解決できなくなっている

Aさん（P10）はゲームにのめりこみ、学校を何度も休んでいます。欠席・昼夜逆転という明らかな問題が起こり、それが長期化していて、家族に注意されても改善できていません。これは依存といえる状態です。

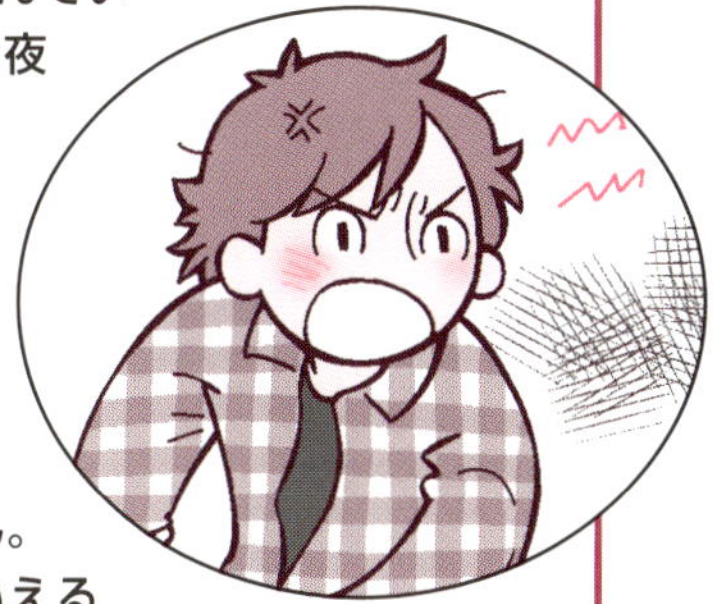

家族からゲームをひかえるように提案されて猛反発したことにも、すでに自分をコントロールできなくなっている様子が見受けられます。本人の意志だけではどうにもできなくなっています。治療が必要な状態です。

Cさんのケース

治療が必要な状態に

Cさん（P14）はうつ病にかかり、その後、ゲームをやりすぎるようになりました。ひきこもり、大学に行けない状態が続いているので、依存といえるでしょう。ただし、うつ病もその一因になっています。ネット依存の治療だけでなく、うつ病の治療も必要です。

Eさんのケース

問題がエスカレート

Eさん（P18）のケースではスマホゲームへの課金がエスカレートし、カードローンを使うほどの問題になっていましたが、そこまで悪化してもゲームをやめることができませんでした。ゲーム依存の典型例といえます。

ネット依存・ゲーム依存になりやすい人、なりにくい人

久里浜医療センターでは、世界各国のゲーム障害に関する疫学研究を調べ、依存になりやすい人・なりにくい人の特徴を整理し、参考にしています。そのなかからいくつかの特徴を紹介します。

なりやすい人
- ●ゲームを肯定する傾向が強い
- ●男性である
- ●友人がいない（少ない）
- ●衝動性が高い

なりにくい人
- ●社会的能力が高い
- ●自己評価が高い
- ●学校（勤務先）でうまく集団にとけこんでいる
- ●学校（勤務先）が楽しいと感じている

いずれも要因であり、これらの要素だけで依存に陥ったり、依存を防げたりするわけではありません。しかしこの調査結果から、学校や勤務先などで友人をつくり、ネットやゲーム以外にも交流の機会をもつことで、依存になりにくくなることがわかります。

コラム
データでみる
ネット依存

携帯を持つ10代の約8割がスマホを使用

中学生は8割、高校生はほぼ100%

情報セキュリティ企業のデジタルアーツ株式会社が2017年1月におこなった調査によると、日本全国の10～18歳のなんらかの携帯電話を持つ子どものうち、8割以上がスマホを持っています。

小学生（10～12歳）は約6割ですが、中学生で8割以上になり、高校生ではほぼ100%です。

この調査では、スマホを「四六時中、使いすぎていると注意された」と答えた子が全体の36.2%になっています。10代にも、かなりの割合でネット・ゲームのやりすぎがみられるようです。

10代のスマホ保有率

10代（正確にはなんらかの携帯電話を持つ10～18歳）の子ども618名に調査した結果

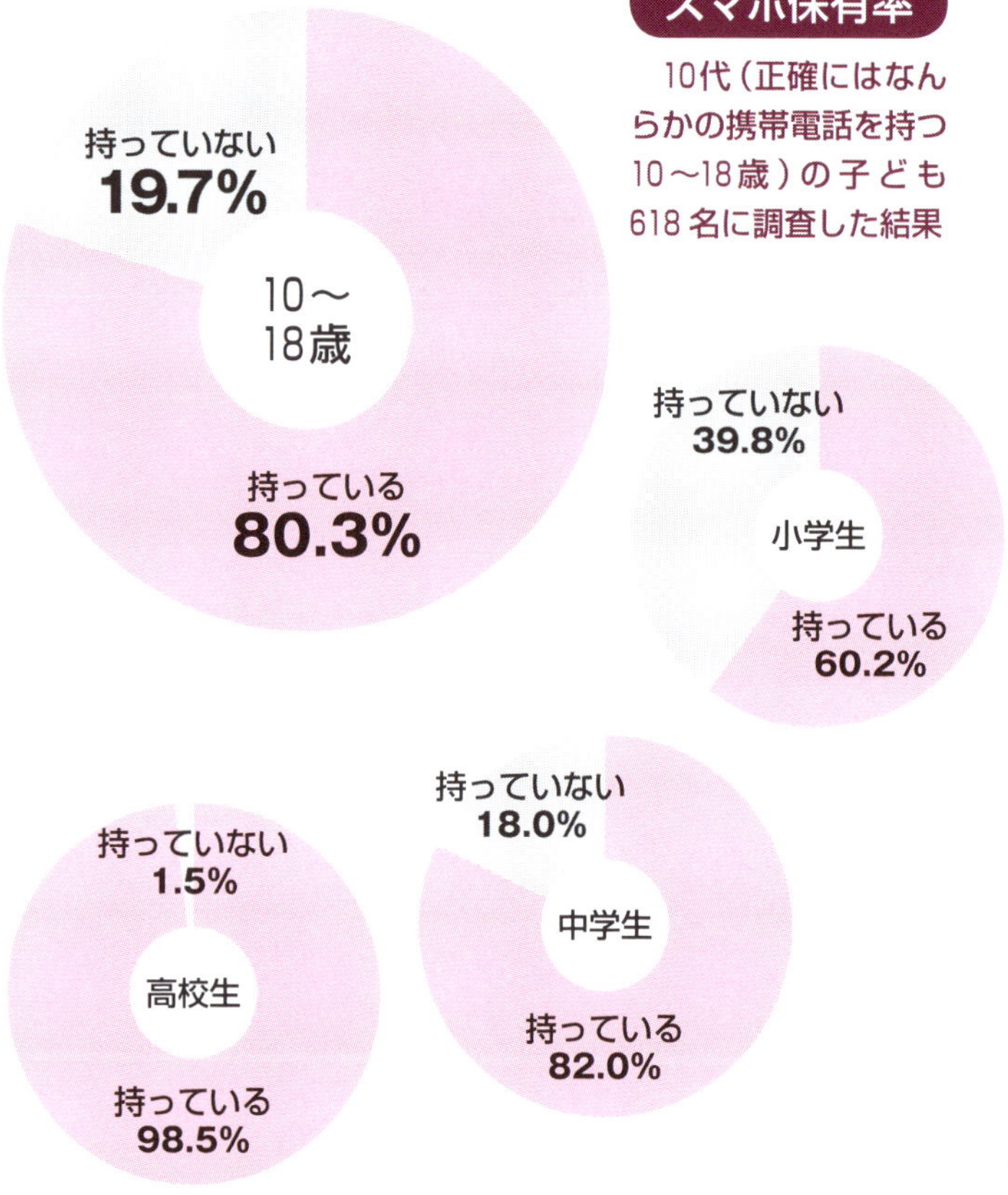

「未成年の携帯電話・スマートフォン利用実態調査」（デジタルアーツ株式会社）より

第2章

なぜ、そこまで熱中してしまうのか

ネットやゲームは楽しいものですが、
なぜ人は、学校や会社に行けなくなったり、
多額の借金を背負ったりするほどの状態になるまで
熱中してしまうのでしょうか。そこには、
社会の変化や機器の進歩、ネットやゲームがもたらす
脳機能の変化という複雑な要因が関わっています。

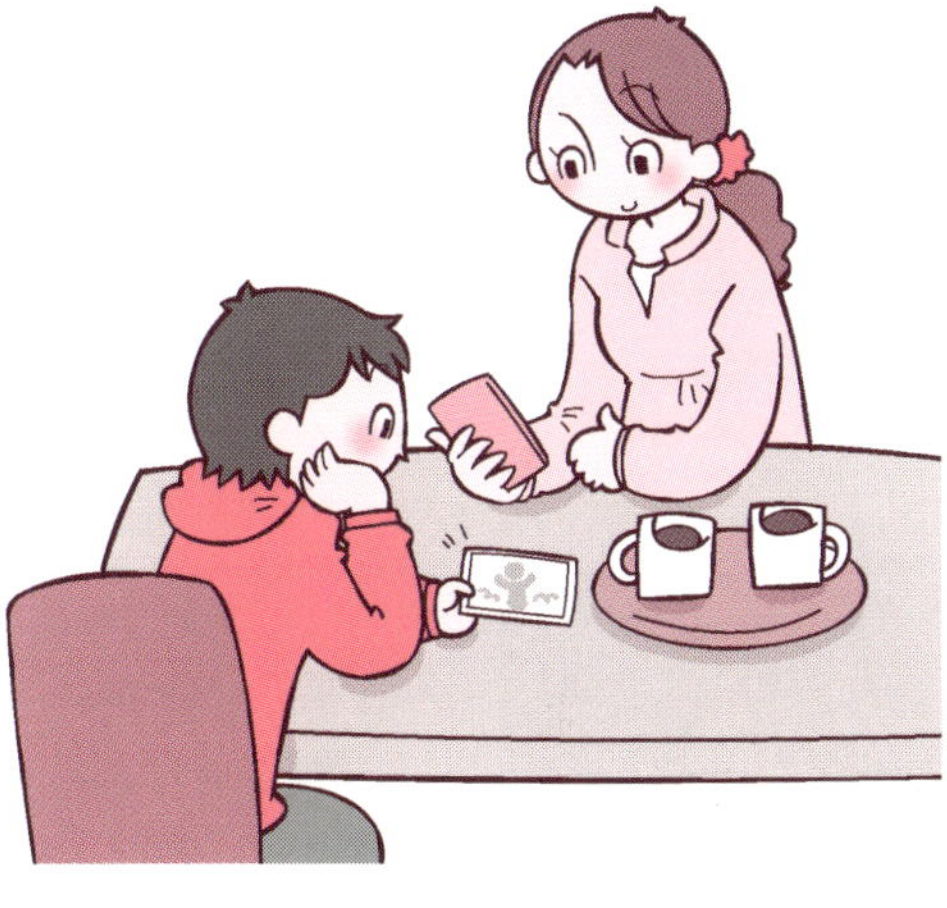

社会的な背景

充足感が得られにくい社会になってきた

いま、子どもも大人も、日々の暮らしのなかで充足感を得ることが難しくなってきています。社会のそのような変化が、ネット依存・ゲーム依存の一因になっています。

ストレスの多い社会に

ネット依存・ゲーム依存の患者さんたちの話を聞くと、いまの社会にいかにストレスが多く、希望が少ないのかということが、ありありとみえてきます。患者さんたちの声を紹介します。

子どもでも中高生になると勉強や部活動、友達付き合いのストレスをうったえる場合が多い

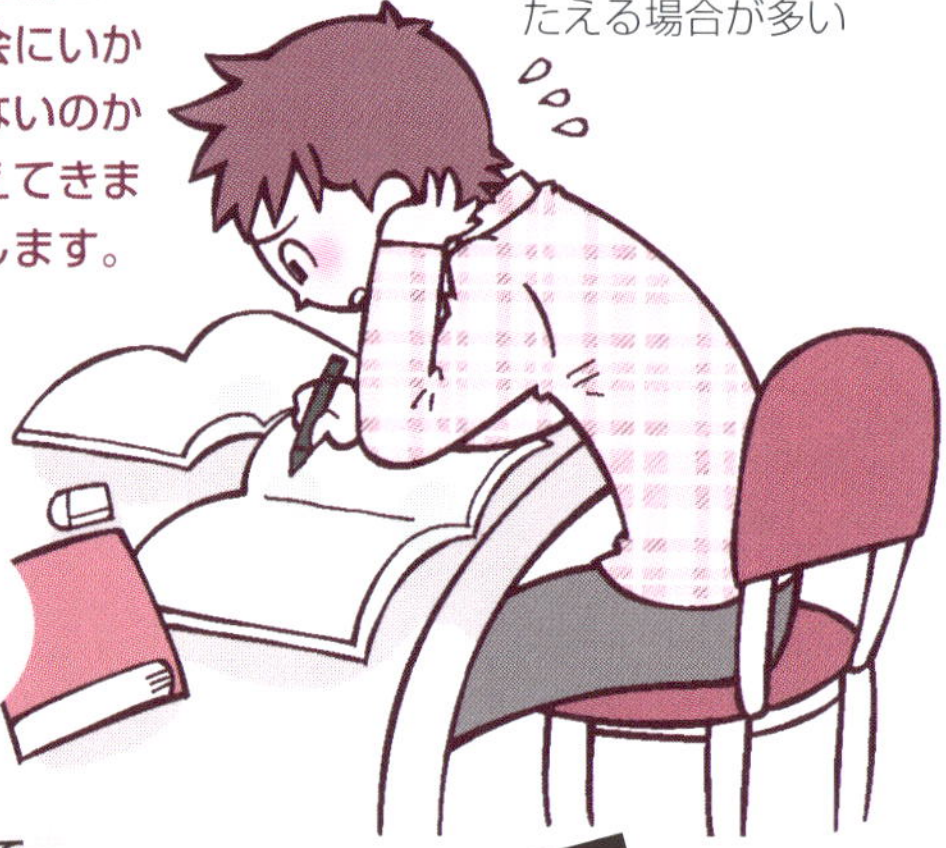

子どもは

受験勉強で忙しい。しかし学歴だけでは将来が保障されない社会になり、ゴールがみえない

部活動や習い事で忙しい。活動が広がればSNSでのやりとりも増え、気が休まらなくなる

子どもも大人も

学校や塾、勤務先、地域社会などでの人間関係がわずらわしい。ネットの普及で連絡する相手が増え、ストレスも多くなっている

大人は

長時間労働になっていて苦しいが、転職するのも難しい。目の前の仕事に追われている

ルーティンのような仕事が多く、仕事で成功しても充足感がなかなか得られない

管理職になって仕事が増えたが、給料は上がらない。将来に希望がもてない

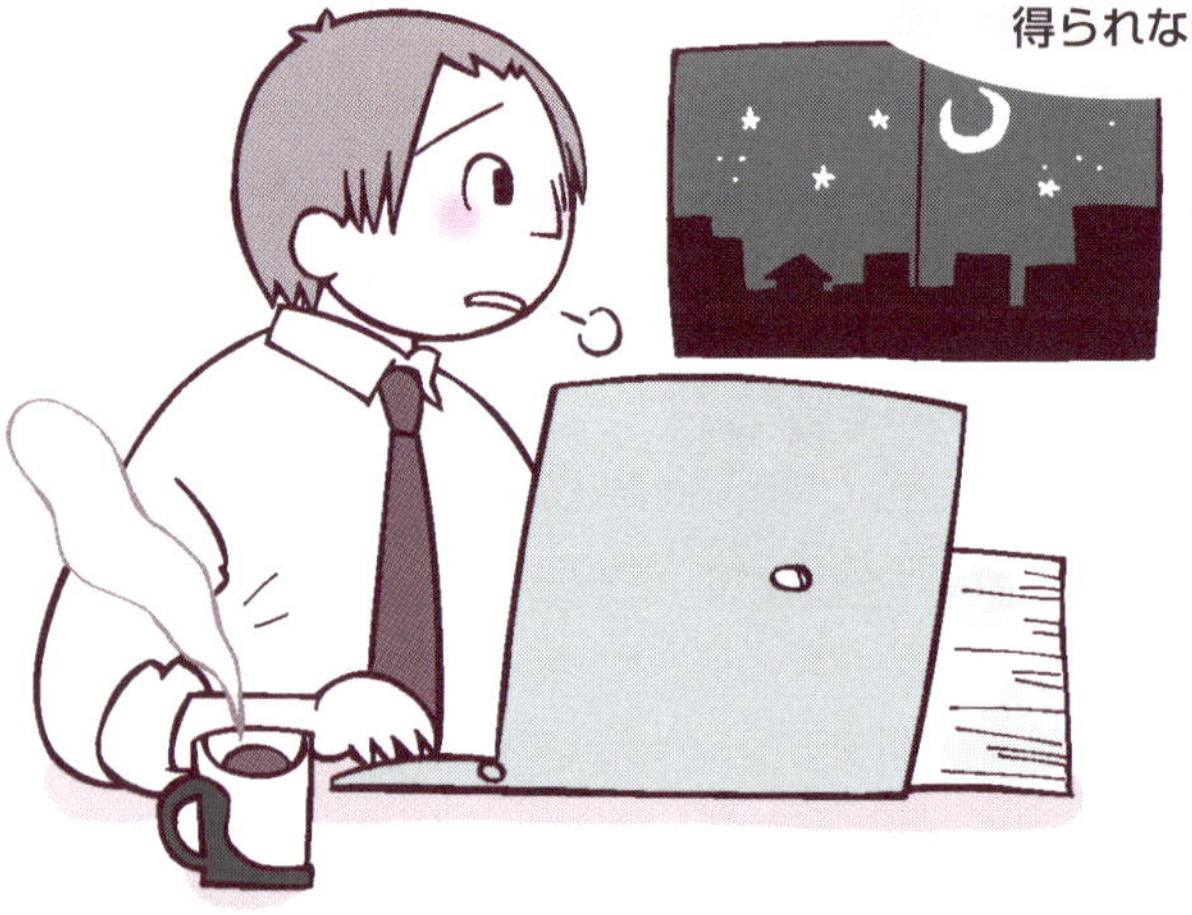

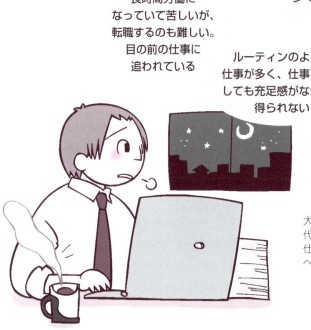

大人ではとくに30～40代の働き盛りの世代で、仕事へのストレスと将来への不安がみられる

現実逃避の時間が必要に

子どもも大人も日常生活では充足感がなかなか得られないので、その厳しい現実から意識を切り離し、リラックスする時間が必要です。そのための方法は、人それぞれに違います。

学校や職場など、日常生活の場を離れてリラックスする時間が必要。公園などで適度にストレスが解消できればよいのだが……

人とふれ合ってリラックスする人も

友達とスポーツをしたり、家族でピクニックをしたりして、人とふれ合うことでリラックスする人もいる

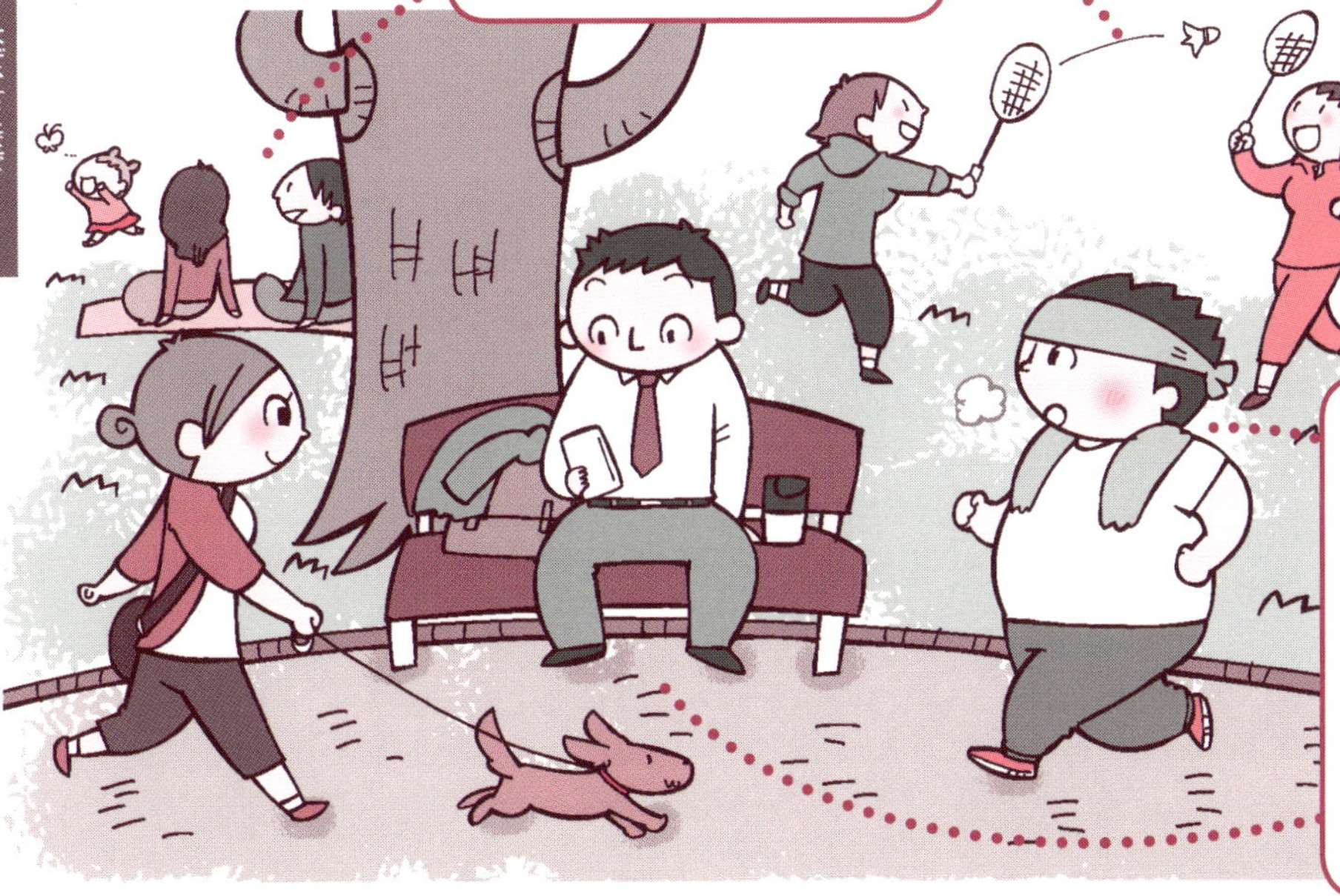

自分の世界へ入って安らぐ人も

ジョギングをしたり、スマホで遊んだりして、自分ひとりの世界へ入ることで気が安らぐという人もいる

生活に充足感がないとうったえる患者さんが多い

ネット依存・ゲーム依存の患者さんの多くが、診察に際して、生活の味気なさを語ります。

勉強や仕事をがんばってみても充足感が得られず、将来にも希望がもてない。そして、休日をのびのびと過ごす余裕や体力もない。そのような生活に疲れて、ネットやゲームで気晴らしをしていたという人が、多いのです。

とくに働き盛りの世代が疲れきっている

なかでもとくに疲れてみえるのが、30〜40代の働き盛りの世代です。この世代には、職場で頼りにされて仕事が忙しくなっているいっぽうで、若者ほどの体力はなく、生活への意欲が落ちこんでいる人がよくみられます。

依存に陥ってしまう人は、それまでに苦しい日々を送ってきています。そのような背景を知っておくことが重要です。

社会的な背景

ネット・スマホが手軽なストレス解消法に

スマホの登場によって、インターネットがいつでもどこでも利用できる手軽な存在になったことも、ネット依存・ゲーム依存の拡大に関与していると考えられます。

手間をかけずに楽しめる

ネット依存やゲーム依存の患者さんたちは、忙しく、ストレスの多い日々のなかでも、無理なく手軽に楽しめる娯楽が、ネットやスマホだったと言います。

勉強や仕事に疲れ、気力・体力が落ちてくると、休日をアクティブに過ごすのは難しくなります。しかしスマホでネットを利用し、SNSやコンテンツ、ゲームなどを楽しむことは、自宅で短時間にできるため、比較的簡単です。

パソコンよりも簡単にネットへ接続できるスマホが登場したことによって、ネットがより身近になり、ストレス解消法として利用されることが増えたのです。

ネット・スマホが生活の中心に

インターネットはもともとパソコンでよく利用されていましたが、近年、スマホやタブレット機器の普及によって、より身近な存在となりました。いまやネットやスマホが生活に欠かせなくなっています。

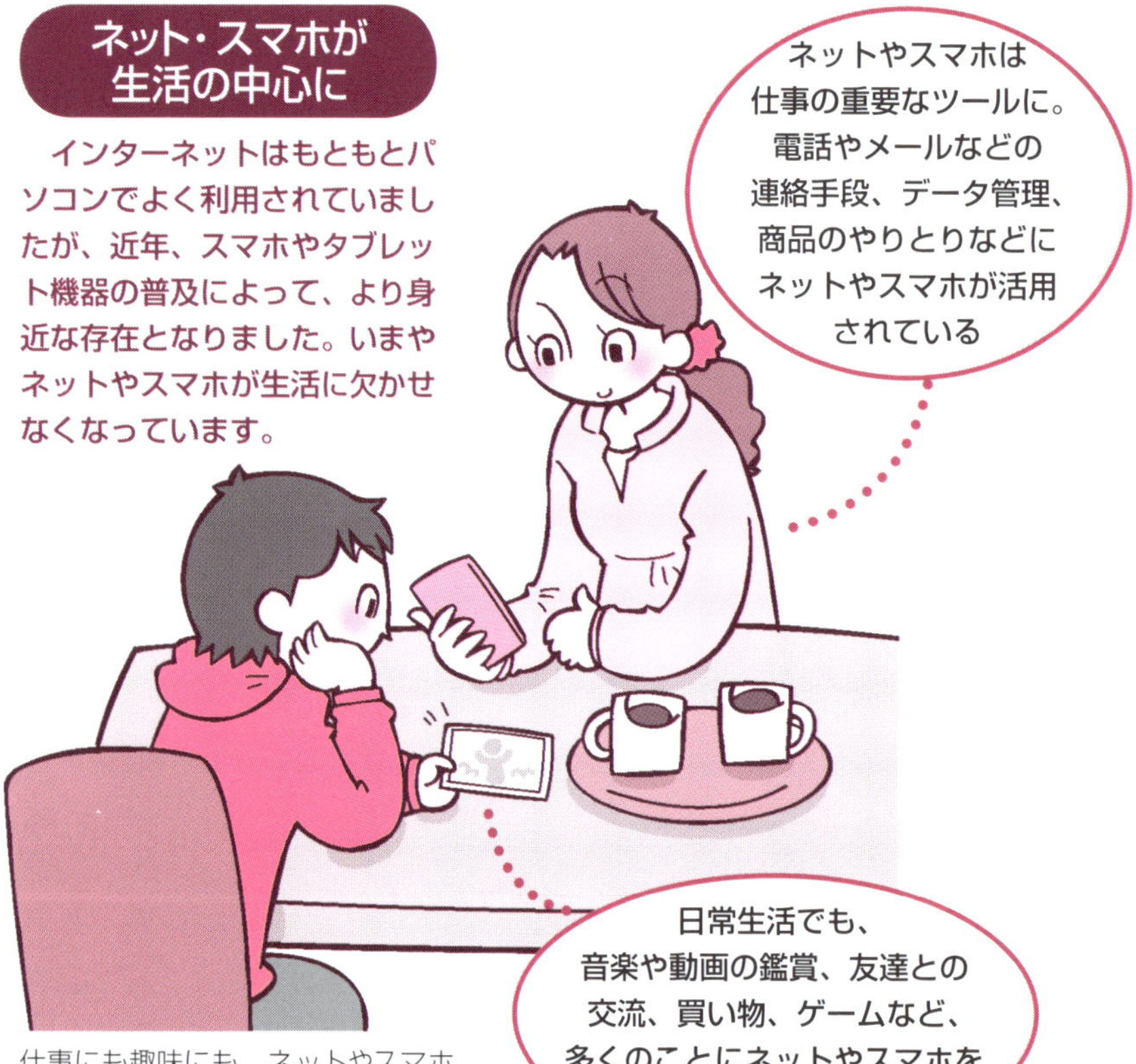

ネットやスマホは
仕事の重要なツールに。
電話やメールなどの
連絡手段、データ管理、
商品のやりとりなどに
ネットやスマホが活用
されている
日常生活でも、
音楽や動画の鑑賞、友達との
交流、買い物、ゲームなど、
多くのことにネットやスマホを
使うようになっている

仕事にも趣味にも、ネットやスマホを使うのが当たり前。スマホへの違和感が以前よりも少なくなっている

手軽なサービスがいっぱい

インターネットを使ったサービスは、年々多様になっています。以前はウェブサイトの閲覧やメールのやりとりが中心でしたが、最近では動画配信など大容量のデータを使うサービスも手軽に利用できるようになり、ネットやスマホの利便性が飛躍的に向上しています。

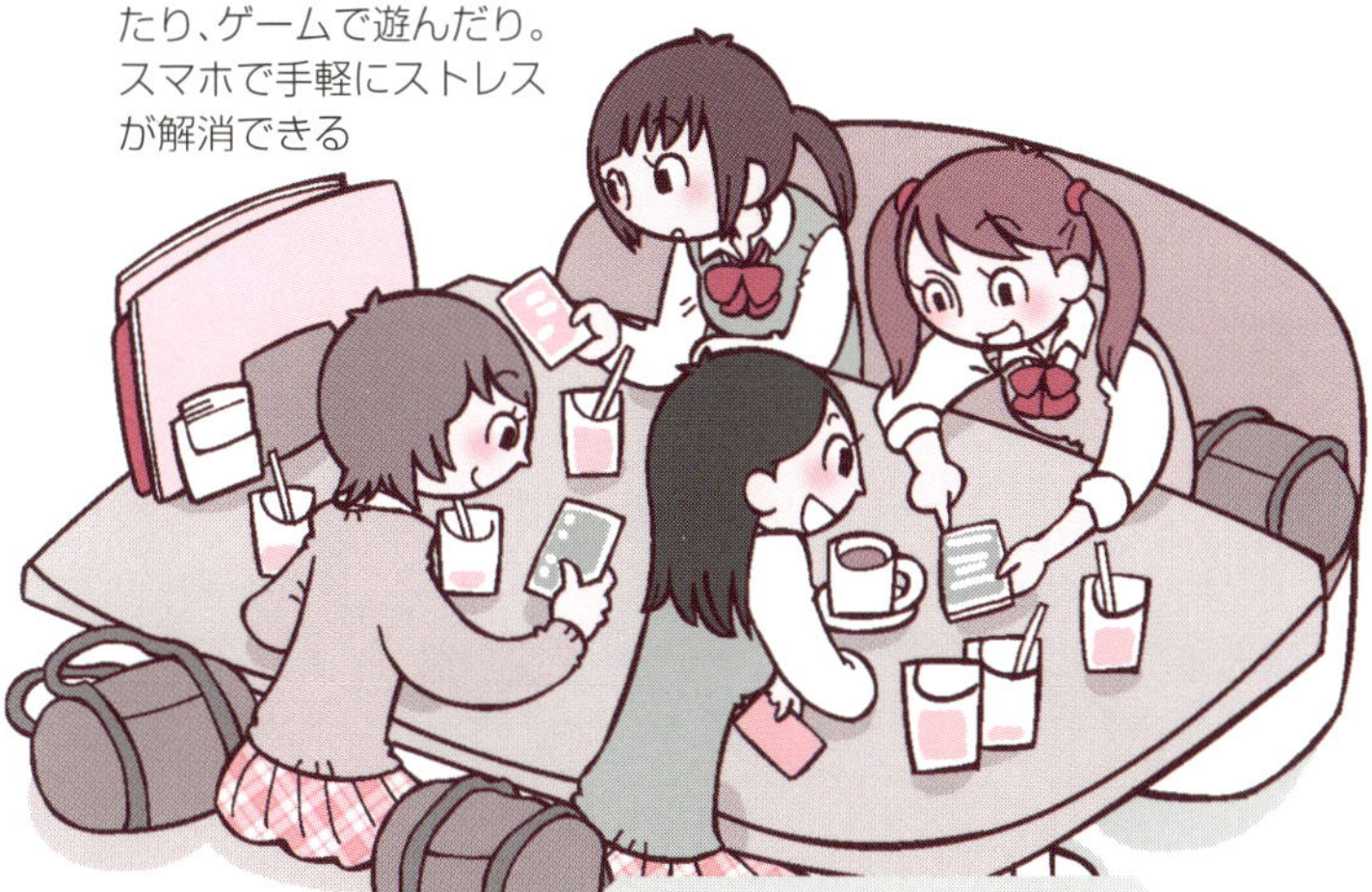

友達といっしょに動画をみたり、SNS を利用したり、ゲームで遊んだり。スマホで手軽にストレスが解消できる

SNS・メール

メッセージや写真、動画などを共有するためのツールが大幅に増えた。できることが増えたぶん、その内容を管理することは難しくなっている

ゲーム・アプリ

ネット経由でゲームやアプリの新作が毎日のように配信されている。無料のものも多く、多様なサービスが手軽に使えるようになっている

音楽・動画

文章や絵、音楽、動画などのコンテンツをネット経由で手軽に楽しめるように。自分でコンテンツを製作・発表することも簡単になった

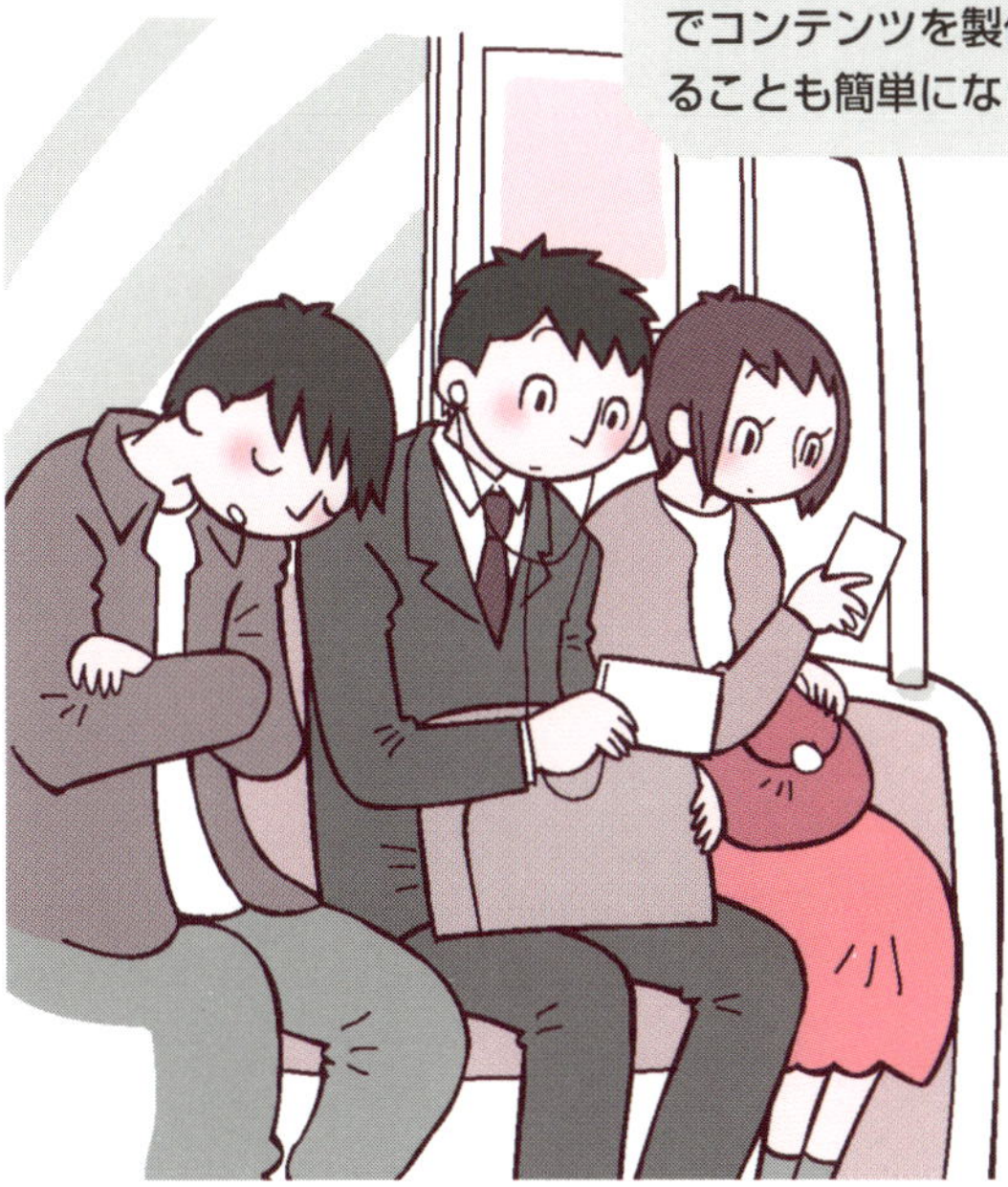

通勤中にスマホで映画やテレビ番組、各種動画を楽しむという人も増えてきた。ネットやスマホでできることが増えている

スマホでネットをみることが当たり前に

かつてはインターネットといえば、パソコンでみるものでした。しかし総務省の通信利用動向調査によると、2016年の時点で、ネット接続にパソコンを使う人が58・6%、スマホを使う人が57・9%となっています。

スマホでネットをみることが、過半数の人にとって日常的な行為になってきているという事実が、データからも読みとれます。

ネット・スマホの特徴

ゲームやSNSをいつでも楽しめる

スマホの普及によってネットをいつでもどこでも楽しめるようになった結果、ネット依存・ゲーム依存の入り口も広がってしまいました。

以前は楽しみ方が限られた

スマホが登場する前は、ゲームを楽しむためにはゲーム機やソフトを使う必要がありました。そのため、ゲームの楽しみ方はある程度限られていて、依存への対策も、ある程度はとることができました。

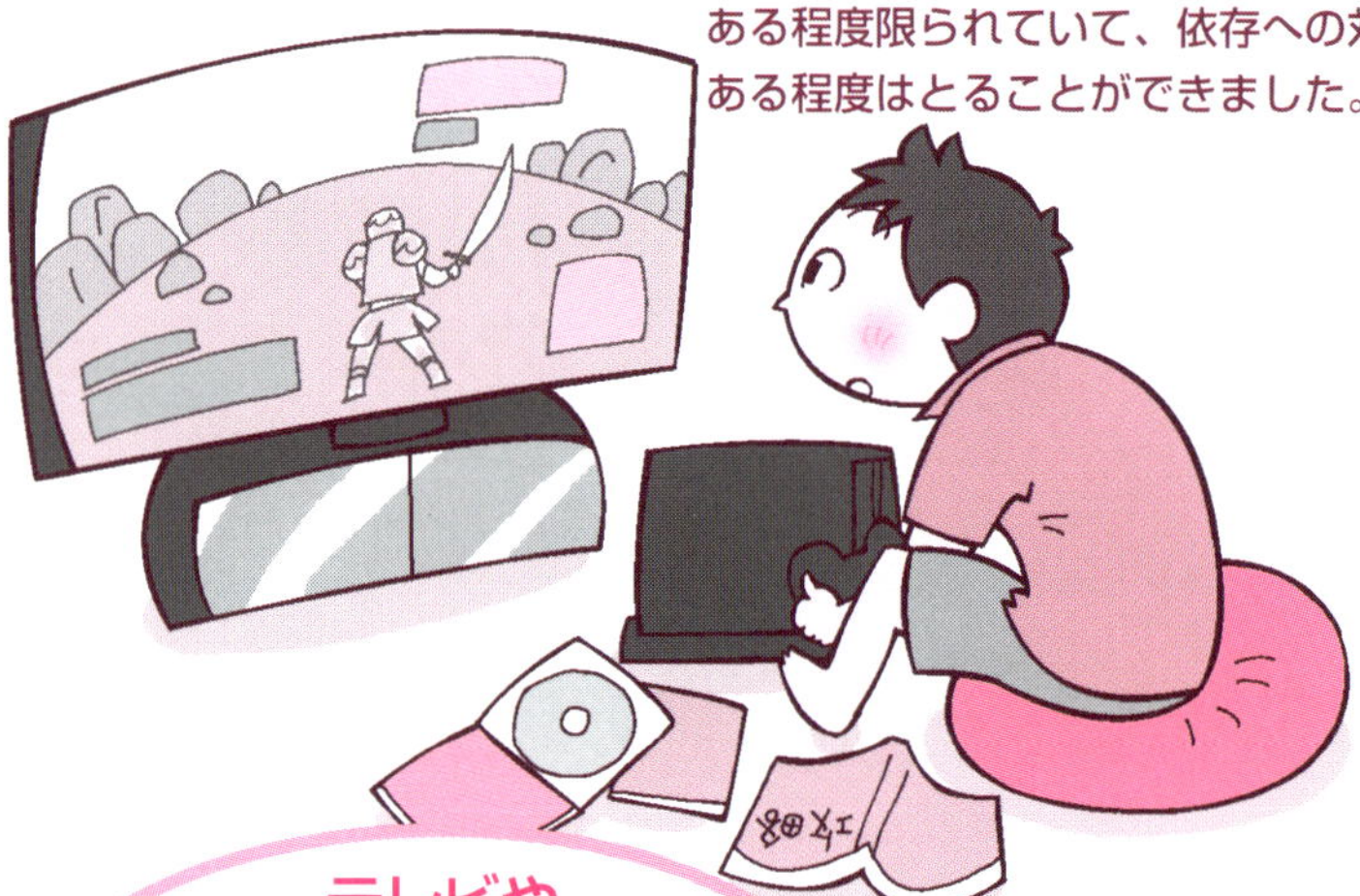

以前は子どもがゲームをやりすぎていた場合、親やきょうだいが気づき、声をかけることができた

テレビやパソコンの前で楽しんだ

テレビや携帯型ゲーム機、パソコンなどの機器とソフトでゲームを楽しんでいた。学校や職場には持ちこめなかった

まわりの人への配慮があった

家庭でも、テレビやゲーム機などを占有することになるため、親やきょうだいなどに配慮する必要があった

依存への対策がとりやすかった

本人も家族も、ゲーム機やソフトを使う時間などに制限をかけることで、依存への対策をある程度はとることができた

ゲームで遊ぶのがより簡単になった

以前はゲームをするにはゲーム機を使う必要があり、利用時間や頻度が多くなると、家族などまわりの人に注意されたものです。

しかしスマホの登場によって、

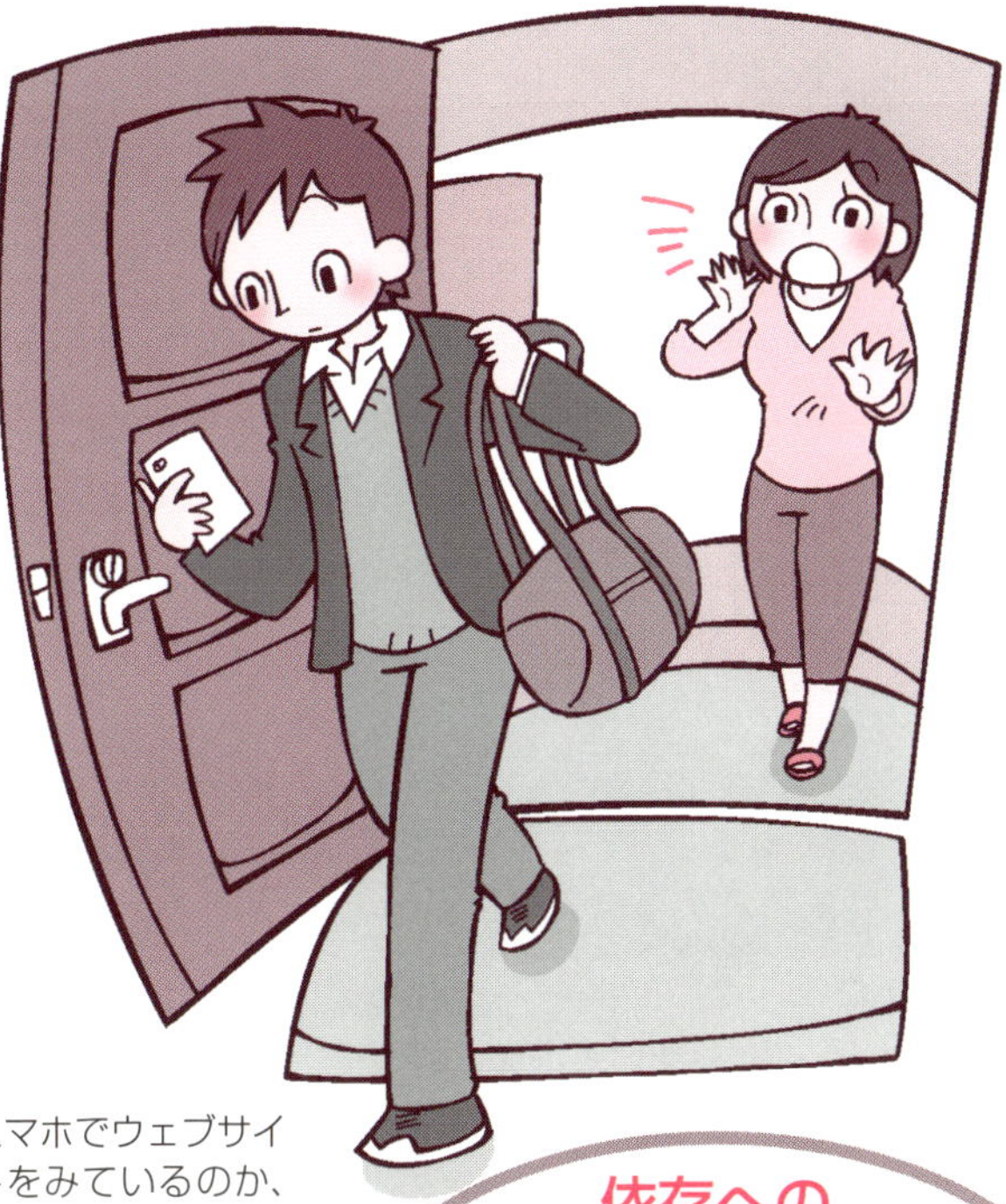

スマホでウェブサイトをみているのか、ゲームをしているのか、まわりの人にはわからない。ゲームのやりすぎを注意しにくくなった

いつでもどこでも楽しめるように

スマホの登場以来、ゲームはいつでもどこでも楽しめるものになりました。携帯型ゲーム機と違って、スマホは連絡手段でもあるため、学校や職場にも持ちこみやすく、ゲームがより身近になっています。

スマホでいつでも楽しめる
いまはスマホだけでもゲームができる。家庭だけでなく、移動中や、学校・職場の休憩時間などにも遊べるように

まわりの目が気にならない
スマホは自分のもので、家族と共有しなくてよい。自由に使えるため、ゲームをするときにまわりの目が気にならない

依存への対策が難しくなった
本人がスマホでなにをしているか、まわりの人にはわからない。時間の制限がかけづらく、対策が難しくなった

ゲームがいつでもどこでも、あまり目立たずに楽しめるようになりました。そのため、利用時間や頻度が多くなってきても問題になりにくく、依存の危険度は以前よりも上がっています。

また、スマホのゲームには無料でも短時間でも楽しめるものが多く、気軽に遊べるというのもポイントです。現在のゲーム依存は、入り口は広く、危険度は高いという状態になっているのです。

アルコールやギャンブルへの依存よりも危険?

アルコールやギャンブルへの依存も深刻ですが、それでもお酒や賭けごとを楽しむためには、多くの場合、店舗へ行って代金を支払う必要があります。

いっぽう、ネットやゲームはスマホの登場によって、いつでもどこでも、無料でも楽しめるようになりました。依存の危険度は、アルコールやギャンブル以上に高いともいえます。

ネット・スマホの特徴

利用頻度や利用額がエスカレートしやすい

ネット・スマホで楽しむゲームには、手軽に遊べるということに加えて、遊びはじめると利用頻度や利用額が増えていきやすいという特徴があります。

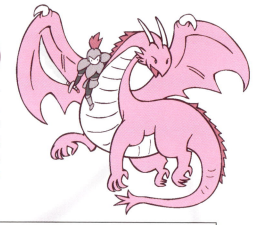

ネット・スマホには終わりがない

ネットが普及する以前のゲームの多くは、最後の敵を倒せば、そこで終わっていました。しかしオンラインゲームができて以来、ゲームの内容は更新されるようになり、ゲームには終わりがなくなりました。

ゲームの場合

いまのゲーム

新ミッション

冒険

レアアイテム

レアキャラ

ランキング発表

昔のゲーム

冒険

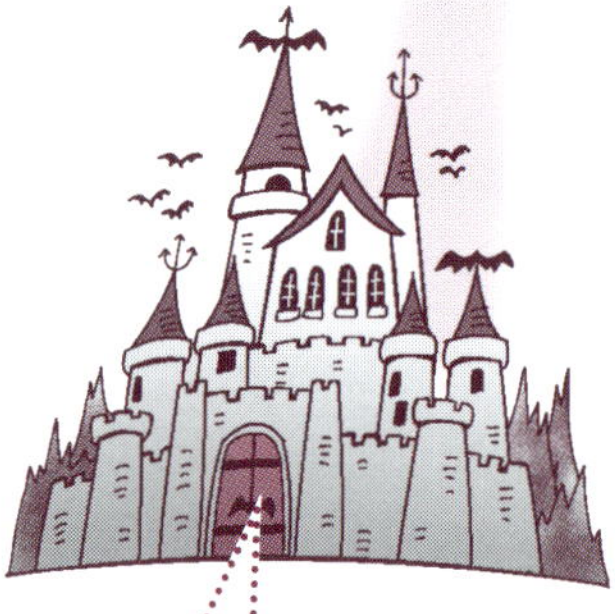

いまは終わりがない

ネット・スマホ時代のゲームにも一定のミッションはあるが、それが運営会社によって更新されるように。新たなミッションやアイテム、キャラクターが登場し、ユーザーは半永久的にゲームを楽しめるようになった。

昔は完結していた

昔のゲームは目的地にたどり着き、ラスボス（最後の敵）を倒せば完結した。アイテムやキャラクターにも限りがあり、どんなにやりこむユーザーにもゴールがあった。そのため、ユーザー本人がゲームをやめることができた。

基本的には無料だが無料では限界がある

ネットやスマホで楽しむゲームの多くが「基本無料」をうたっています。基本的なプレイは無料で楽しめるという意味です。そのため、誰でも気軽にプレイをはじめることができます。

しかし無料で楽しめるのは「1日数回」「5分で1プレイ」などと決められている場合が多く、できることに限界があります。

より深く楽しむには時間・お金が必要に

いまのゲームの運営はよくも悪くもうまくおこなわれていて、最初は無料で遊んでいる人でも、プレイを続けるうちに、もっと楽しみたくなるものです。

そこで、利用頻度を上げてプレイ時間を増やしたり、お金を使って効率を上げたりするようになっていき、やがてその流れがエスカレートして、日常生活に支障が出るようになってしまうのです。

時間・お金を使えば有利に

いまのゲームは内容が更新され、それらが「ガチャ」という抽選方式で配信される場合があります。無料では抽選が満足にできず、もっと楽しむためには時間やお金を使う必要があります。そのため、利用時間や利用頻度、利用額が増えやすいのです。

長時間やれば結果が出る

毎日ゲームをチェックし、長時間コツコツとプレイしていけば、よい結果が出るしくみになっている。そのため、一度プレイしはじめると、なかなかやめられない

課金すれば有利になる

課金する（お金を支払う）ことで、効率的にプレイできるようになるゲームが多い。キャラやアイテムを入手するためにお金を使いはじめる人もいる

期間限定のイベントやアイテムが登場。「早くプレイしなければ」と飢餓感をあおられる

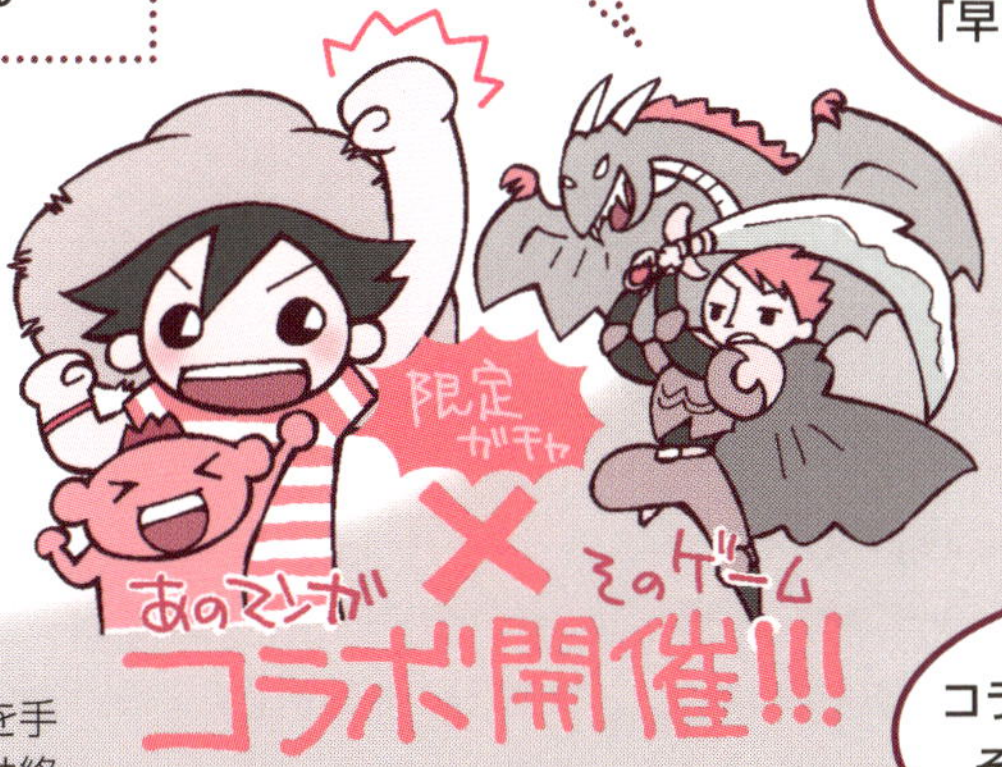
限定ガチャ
あのマンガ
×
そのゲーム
コラボ開催!!!

無料でのプレイには制限がかかる。「もっとプレイしたい」と感じてお金を使ってしまう

マンガ作品などとコラボ（連動）することもあり、その作品のファンもゲームに参加する

貴重な限定アイテムを手に入れても、ゲームは終わらない。いずれまた新たなアイテムが登場する

ネット・スマホの特徴

通知やボーナスが毎日あり、やめられない

いまのゲームにはさまざまなしかけがあり、なかなかやめられません。やめられないどころか、むしろギャンブル性に刺激され、エスカレートしていきます。

つねに誘われている状態

いま、ゲームの運営会社は、ユーザーに長く楽しんでもらうために、工夫をこらしています。ゲームを起動することにボーナスをつけたり、そのために情報を配信したり。プレイへの誘いが多く、ユーザーはゲームをやめようと思ってもなかなかやめられません。

ゲームをやりすぎて学校や仕事を休むことなどが増え、ゲームはもうやめようと決心する

↓

スマホにゲームの最新情報が届いたりしてゲームのことが気になり、また手を出してしまう

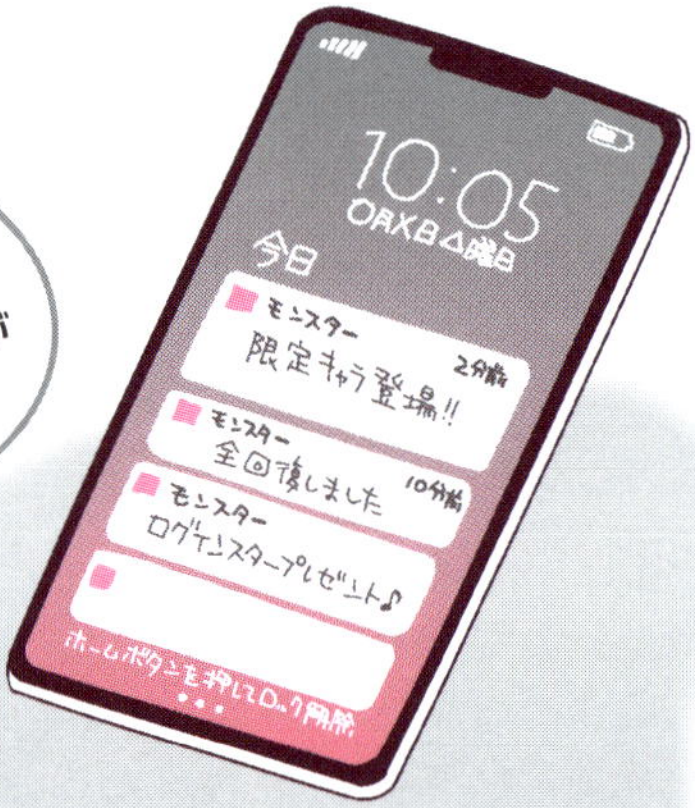

ゲームの通知設定をオンにしていると、スマホにゲームの限定キャラの情報や、ゲーム内での体力が回復したことなどが随時通知される

スマホへの通知
ゲームの運営会社から新しいミッションやアイテムが毎日のように通知される

大型アップデート
ゲームに飽きてくると、内容が大幅にアップデートされ、またやりたくなる

ログインボーナス
ゲームを起動すると、日替わりの「ログインボーナス」でアイテムなどがもらえる

SNSとの連携
ゲームの情報を遮断しようとしても、SNS に情報が流れてきて、みてしまう

スマホ+ギャンブルのおそろしさ

これまでにもネット依存・ゲーム依存は問題となってきましたが、スマホの登場によって依存はよりおそろしい問題へと様変わりしました。これまで以上に手軽で、しかも被害の拡大しやすい問題になっているのです。

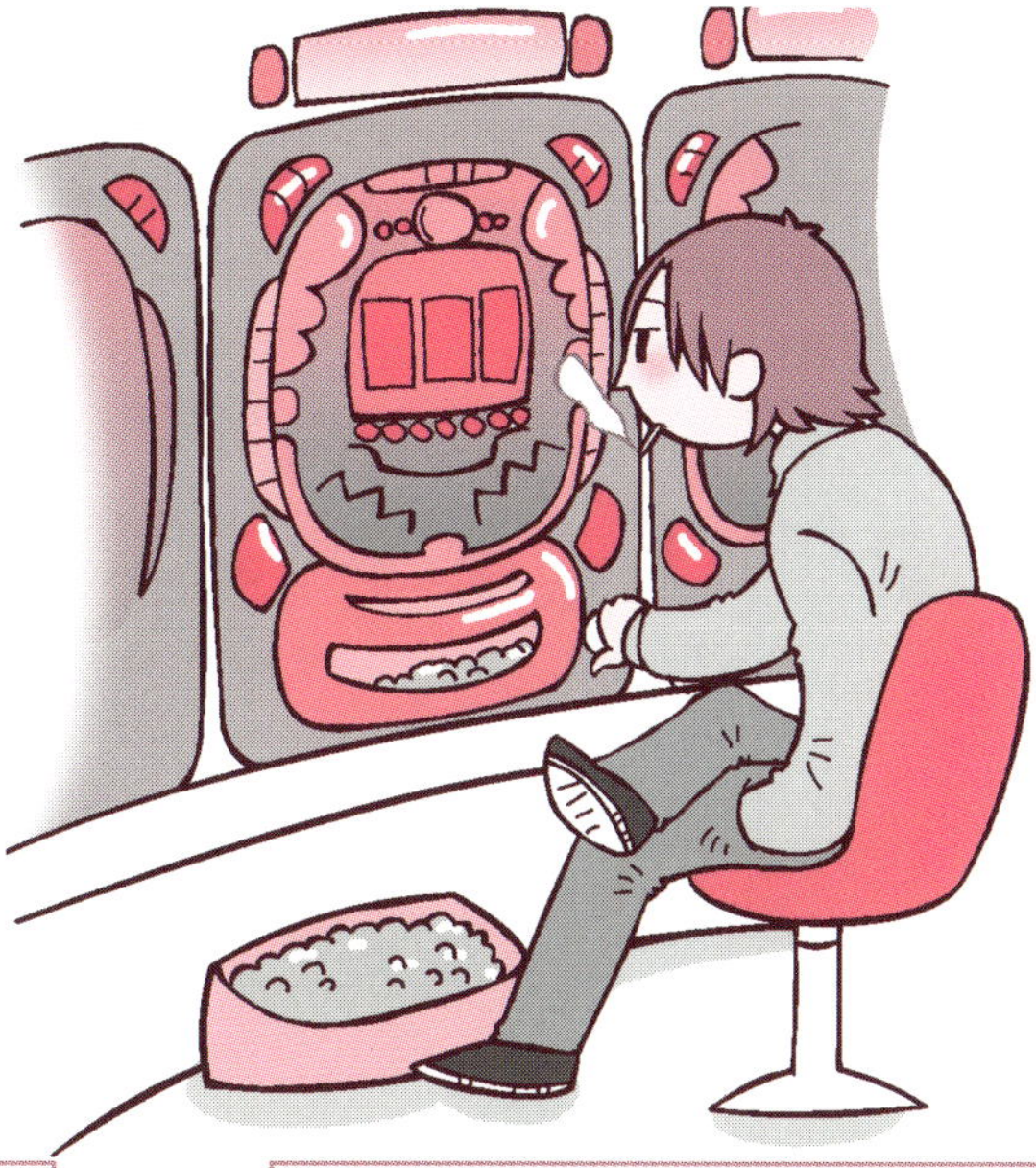

スマホのゲームは、パチンコと同様に、運に左右されるギャンブル性をもっている。しかもそれが手元のスマホでいつでもどこでも無料でも楽しめてしまう

スマホの手軽さ

いつでもどこでも無料でも楽しめるというスマホの手軽さが、ネットやゲームの敷居を下げている。しかも、連絡手段として使っているスマホに、ゲームの通知も届いてしまう。ゲームプレイへの誘いが格段に増えている

＋

ギャンブル性

いまのゲームには「ガチャ」という、くじ引きのようなシステムがある。貴重なアイテムなどを当てるためには長時間プレイしたり課金したりして、くじを何度も引かなければならない。ギャンブル性が高くなっている

ゲームが気になって仕方ない状態に

スマホでは、数分でもゲームが楽しめます。仕事や勉強の合間にスマホの通知をみてゲームをプレイ、そしてまた作業に戻り、手があいたら再びゲームをするという習慣がつきやすいのです。

そのような「ながらプレイ」を繰り返していると、勉強や仕事をしていてもゲームが気になって仕方ない状態になっていきます。

「ガチャ」が射幸心をより一層あおっている

また、スマホのゲームには、アイテムなどが抽選で手に入る「ガチャ」システムがあります。1回では入手できなかったものが、次にはゲットできるかもしれないというように、ユーザーの射幸心をあおるしくみがあるのです。

通知やボーナス、「ガチャ」システムによって、ユーザーは欲求を刺激され、ゲームから離れられなくなっていくわけです。

体への影響

成績不振や睡眠不足、情緒の乱れがみられるように

ネット依存やゲーム依存の状態が続くと、食事や睡眠などが不足しがちになり、体に変調がみられるようになります。また、心理的にも不安定になります。

生活が乱れていく

依存の状態に陥り、ネットやゲームにかける時間が長くなってくると、食事や睡眠といった基本的な生活習慣に乱れが生じます。また、動かずにパソコンやスマホをみていることが多くなり、運動不足になっていきます。

眠らない

深夜になってもネットやゲームがやめられず、朝方まで続けてしまう。昼間に学校や会社で居眠りし、昼夜逆転状態になる人もいる

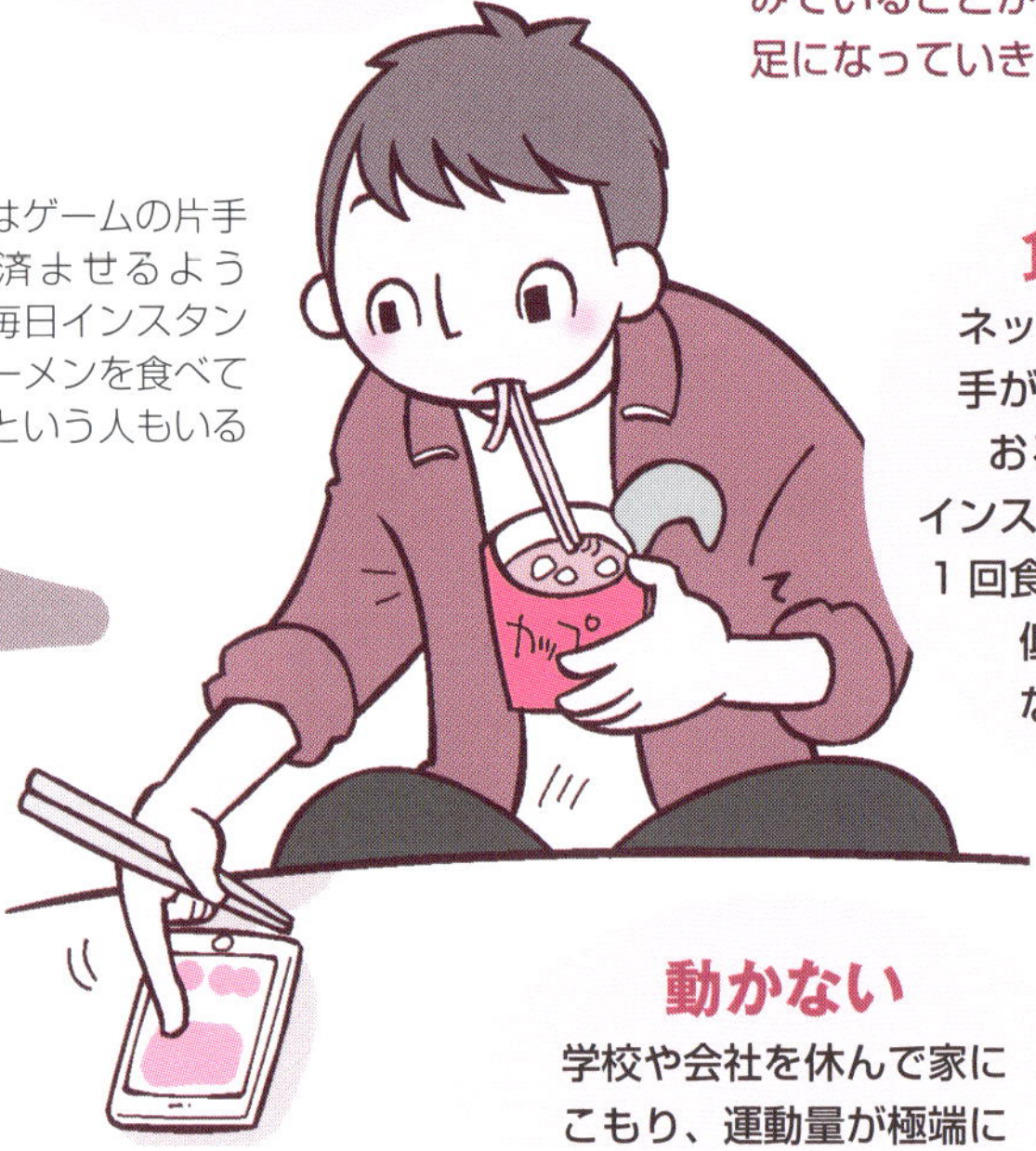

食事はゲームの片手間で済ませるように。毎日インスタントラーメンを食べているという人もいる

食べない

ネットやゲームから手が離せず、食事がおろそかになる。インスタント食品を日に１回食べる程度になり、低栄養状態になる人もいる

動かない

学校や会社を休んで家にこもり、運動量が極端に足りなくなる人も。子どもや若者でも筋力や持久力がひどく低下する

心身にさまざまな症状が出てくる

ネットやゲームに熱中し、利用時間が増えてくると、心身にさまざまな症状が出てきます。

頭痛などの体調不良や、体力の低下、情緒の乱れがよくみられ、そのために日常生活がままならなくなっていきます。

学校や会社を休んだり、行っても集中できなかったりして、子どもでも大人でも、成績不振が目立つようになります。なかには休むことが増え、家にこもるようになる人もいます。

生活が乱れ、体調に変化が出て

きたときには、すでに依存ははじまりつつあります。真剣に対応する必要があります。

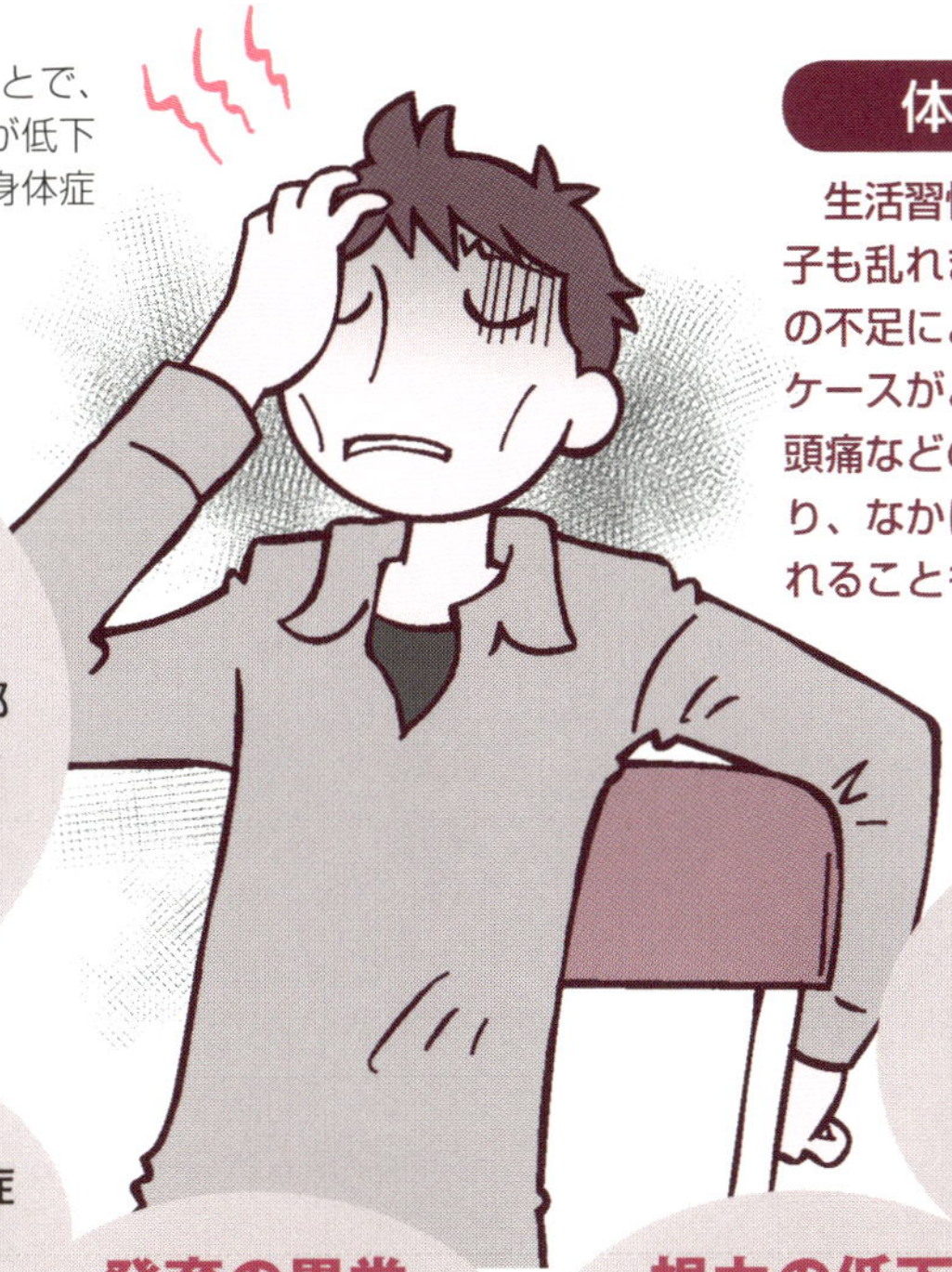

乱れた生活が続くことで、体はやせ細り、体力が低下して、めまいなどの身体症状が出やすくなる

体調も不安定に

生活習慣が乱れるので、体の調子も乱れます。睡眠や栄養、運動の不足によって、体力が低下するケースがよくみられます。また、頭痛などの身体症状が出やすくなり、なかには骨粗しょう症がみられることもあります。

筋力や体力の低下

運動量が減って筋力や体力が低下。過去に運動部などで活発に動いていた人でも、持久力などが平均以下にまで落ちることがある

頭痛や吐き気、倦怠感

生活習慣の乱れによって頭痛や吐き気、倦怠感、めまい、肩こりなどの症状が出やすくなる

骨粗しょう症

なかには10代で骨粗しょう症を発症した例もある。足首などの骨がやわらかくなってしまう

発育の異常

10代では低栄養状態になり、身長や体重、筋力の発育に異常がみられる場合もある

視力の低下

スマホなどの画面を長時間見続けることで、視力の低下や目の疲れをうったえる人もいる

精神的にも乱れる

依存は精神面にもさまざまな悪影響を及ぼします。ネットやゲームが生活の中心になり、それ以外のことにはわずらわしさや苛立ちを感じるようになるのです。

イライラ・攻撃性

実生活ではイライラしやすくなり、ネットやゲームについて注意されると攻撃的な言動をとったりする

意欲・関心の低下

食事や運動など、それまでには楽しめていたことに、意欲や関心をあまりもてなくなる。無感動・無表情になる

ゲームなどの刺激に脳が慣れ、物足りなくなる

依存は体にさまざまな影響を与えますが、なかでも重要なのが脳への影響です。依存の人の脳では機能の低下や、ゲームに慣れて反応が鈍くなる様子がみられます。

脳の働き方が変わってしまう

複数の研究結果から、ネット依存・ゲーム依存の状態が長く続くと、脳の働き方が変わってしまうことがわかっています。

依存に陥った人はネットやゲームをやりすぎていても、自分の意志だけでは改善できない場合が多いのですが、その背景に脳機能の変化があるのです。

脳機能の変化によって、ネットやゲームに関する冷静な判断が難しくなったり、ネットなどの刺激に慣れてしまったりします。その結果、より衝動的になり、より強い刺激を求めて、のめりこんでいきます。そして依存がエスカレートしやすくなるのです。

もともと脳にはバランスがある

脳にはさまざまな機能がありますが、ネット依存・ゲーム依存に関わる部分として、大脳新皮質にある前頭前野と、その内側にある大脳辺縁系のバランスを知っておきましょう。

子どもの脳は成長中で、本能に近い大脳辺縁系の働きが強く、そのために本能的な行動が多くなりやすいと考えられている

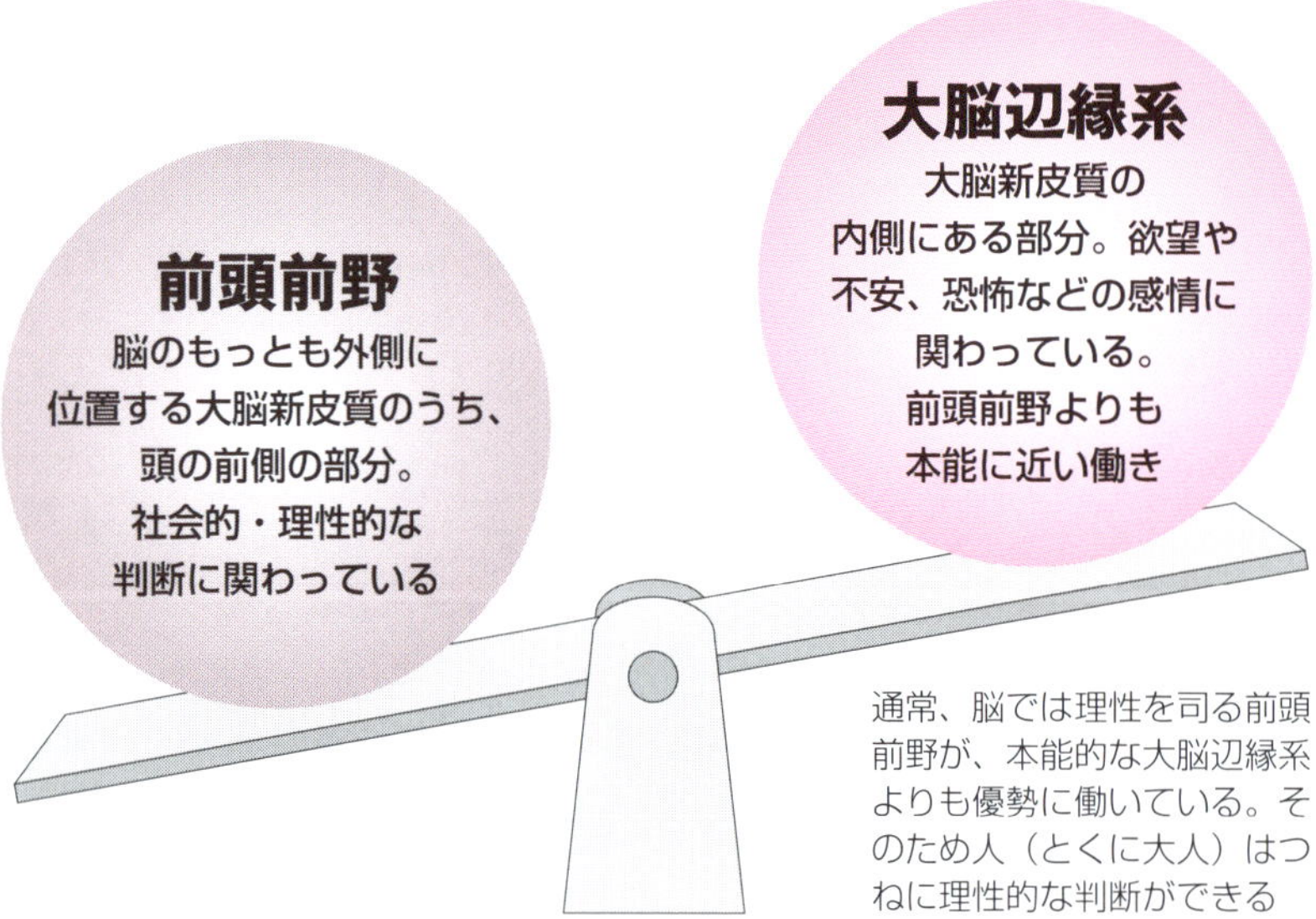
大脳辺縁系
大脳新皮質の内側にある部分。欲望や不安、恐怖などの感情に関わっている。前頭前野よりも本能に近い働き
前頭前野
脳のもっとも外側に位置する大脳新皮質のうち、頭の前側の部分。社会的・理性的な判断に関わっている

通常、脳では理性を司る前頭前野が、本能的な大脳辺縁系よりも優勢に働いている。そのため人（とくに大人）はつねに理性的な判断ができる

依存するとバランスがくずれる

ネット依存・ゲーム依存の人の脳を画像検査などで調べてみると、機能のバランスがくずれていることがあります。

前頭前野の機能低下

複数の研究で、ネット依存・ゲーム依存の人の脳に前頭前野の機能の低下がみられた。衝動など感情のコントロールが難しくなっていると考えられる。研究では前頭前野のなかでもとくに両側中前頭回《りょうそくちゅうぜんとうかい》などの部位で機能の低下が示された

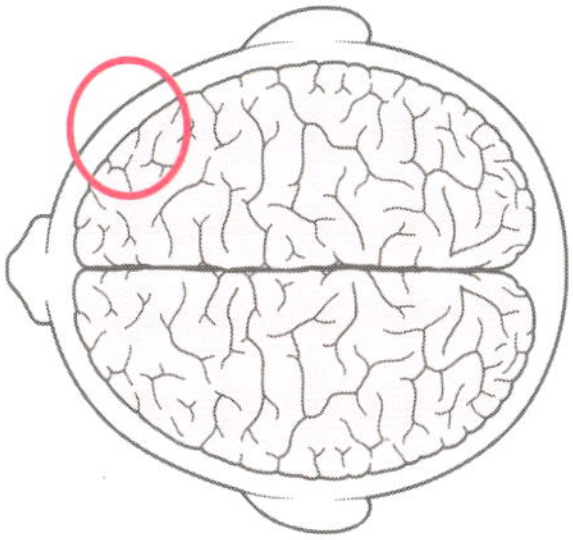

脳を上からみた図。円内のあたりが中前頭回。この部分が左右両側で働きにくくなっていることが複数の研究からわかってきた

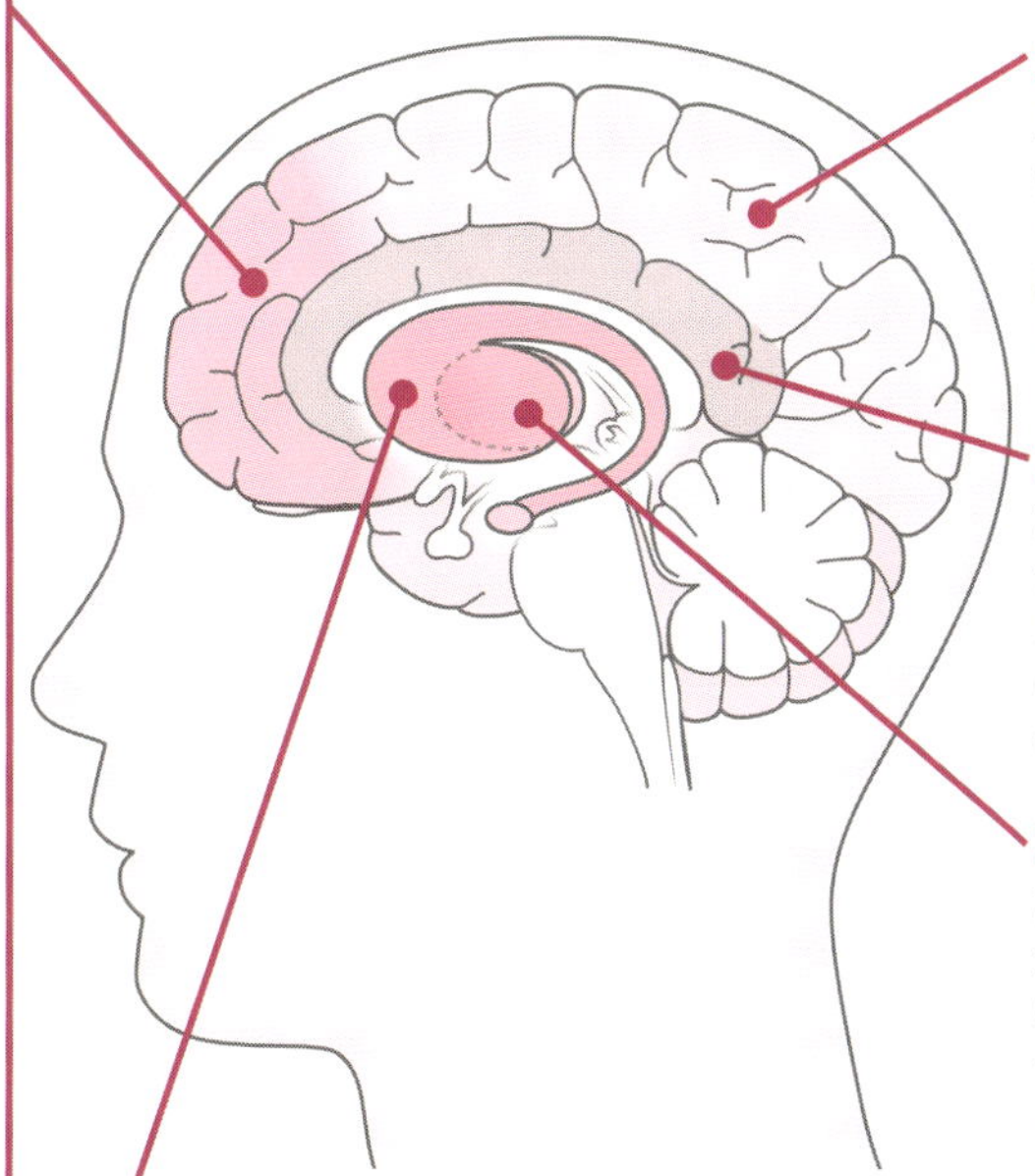

大脳新皮質
脳のもっとも外側の部分。前頭前野などいくつかの領域があり、思考や判断、言語などの処理に関わっている

大脳辺縁系
大脳新皮質の内側の部分。海馬や扁桃体といった部位があり、欲望などの感情のほかに記憶などの処理にも関わっている

大脳基底核
大脳辺縁系の内側の部分。線条体や淡蒼球《たんそうきゅう》などの部位があり、体の動きや「報酬系」などの働きに関わっている

報酬系の反応の欠乏

大脳基底核にある線条体では「報酬系」と呼ばれる反応の欠乏がみられた。報酬系は刺激に対して快楽などを感じる働き。ネット依存・ゲーム依存の人の脳では快楽などに関わる神経伝達物質ドーパミンの受容体が減り、快楽などを感じにくくなっていると考えられる

神経細胞の損傷も報告されている

ネット依存・ゲーム依存の人の脳では、大脳新皮質の灰白質《かいはくしつ》という部分で神経細胞が破壊されてしまい、脳の損傷や萎縮《いしゅく》が進むという報告もあります。

依存の期間が長ければ長いほど灰白質の体積が減るという調査結果が出ています。依存の長期化が脳機能の低下につながるものと考えられます。

脳機能が乱れ、アルコール依存のような状態に

ネット依存・ゲーム依存の人には「渇望《かつぼう》」や「コントロール障害」、「耐性」など、依存特有の問題がみられます。それらはアルコール依存など、ほかの依存と共通するものです。

依存している人の脳には同様の特徴が

ネット依存・ゲーム依存の人の脳には、アルコール依存やギャンブル依存など、ほかの依存の人の脳と同様の特徴がみられます。

38ページで解説した前頭前野の機能低下、報酬系の反応の欠乏と、以下で解説している刺激への過剰反応は、いずれもほかの依存の人にもみられる特徴です。

また、ほかの依存の人には、生活面で渇望や耐性といった特徴が出ることがわかっていますが、ネット依存・ゲーム依存の人にも、それらの特徴がみられます。ネット依存・ゲーム依存は、アルコールやギャンブルなどへの依存と同様に、深刻な病気なのです。

刺激に過剰反応する

依存の人の脳では、機能が低下するだけでなく、ネットやゲームの刺激に対して脳が過剰反応する様子もみられます。

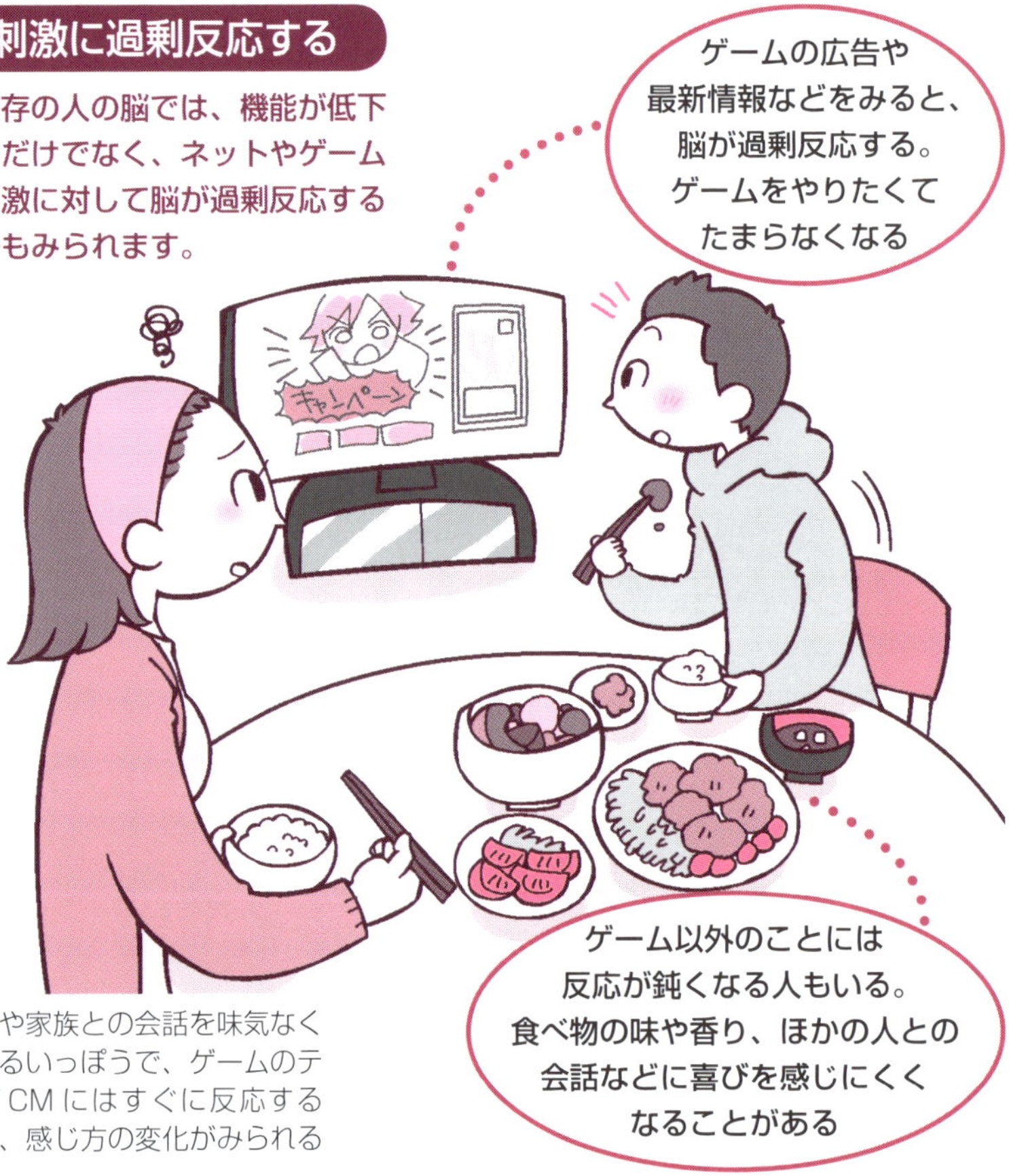
ゲームの広告や最新情報などをみると、脳が過剰反応する。ゲームをやりたくてたまらなくなる
キャンペーン
ゲーム以外のことには反応が鈍くなる人もいる。食べ物の味や香り、ほかの人との会話などに喜びを感じにくくなることがある

食事や家族との会話を味気なく感じるいっぽうで、ゲームのテレビCMにはすぐに反応するなど、感じ方の変化がみられる

ほかの依存との共通点

WHO（世界保健機関）は依存の医療的な診断ガイドラインとして、依存によって起こる心身の変化を６項目あげています。薬物やアルコール、タバコなどへの依存についてまとめたものですが､この６項目のほとんどが、ネット依存・ゲーム依存にも共通します。

アルコールなどの物質依存の特徴（要約）

1　渇望が起こる。薬物・アルコール・タバコなどの物質をとりたいという強い気持ち
2　コントロール障害が出る。自分の行動を調整できない。アルコールの場合、飲み方や飲む量などをコントロールできない
3　離脱症状が出る。依存しているものを得られないときに症状が出る。アルコールの場合、手が震えたり、汗をかいたりする
4　耐性ができる。最初は少量でも満足できていたのに、使用量を増やさないと満足できなくなる
5　生活に支障が出る。アルコールなど、依存しているものが生活の中心になってしまい、ほかのことへの関心が薄くなる
6　やめられない。依存によって不健康な生活になっていることに薄々気づいていても、習慣を変えられない

（WHO による ICD-10「物質依存」の診断ガイドラインをもとに作成）

ネット依存･ゲーム依存の特徴

1　ネット依存・ゲーム依存の人にも、ネットやゲームに対する強い渇望がみられる
2　ネットやゲームを1日に10時間以上も続けたり、授業中・勤務中にスマホをチェックしたりするなど、行動を調整できない様子もみられる
3　ほかの依存と同様の離脱症状はないが、ネットやゲームができないとイライラする、無気力になるなどの様子はみられる。そのような変化を離脱症状と考える人もいる
4　ネットやゲームにも耐性ができる。最初は数分で満足できていても、利用時間が徐々に増え、やがて10時間以上続けても満足できなくなる
5　生活に支障が出ることも共通している。ネットやゲームが生活の中心になり、学校や会社を休み続けるなどの問題が起こる
6　ネットやゲームもなかなかやめられない。とくにいまのゲームはユーザーを引き止めるしかけが巧みで、アルコールなどほかの依存以上にやめるのが難しい場合もある

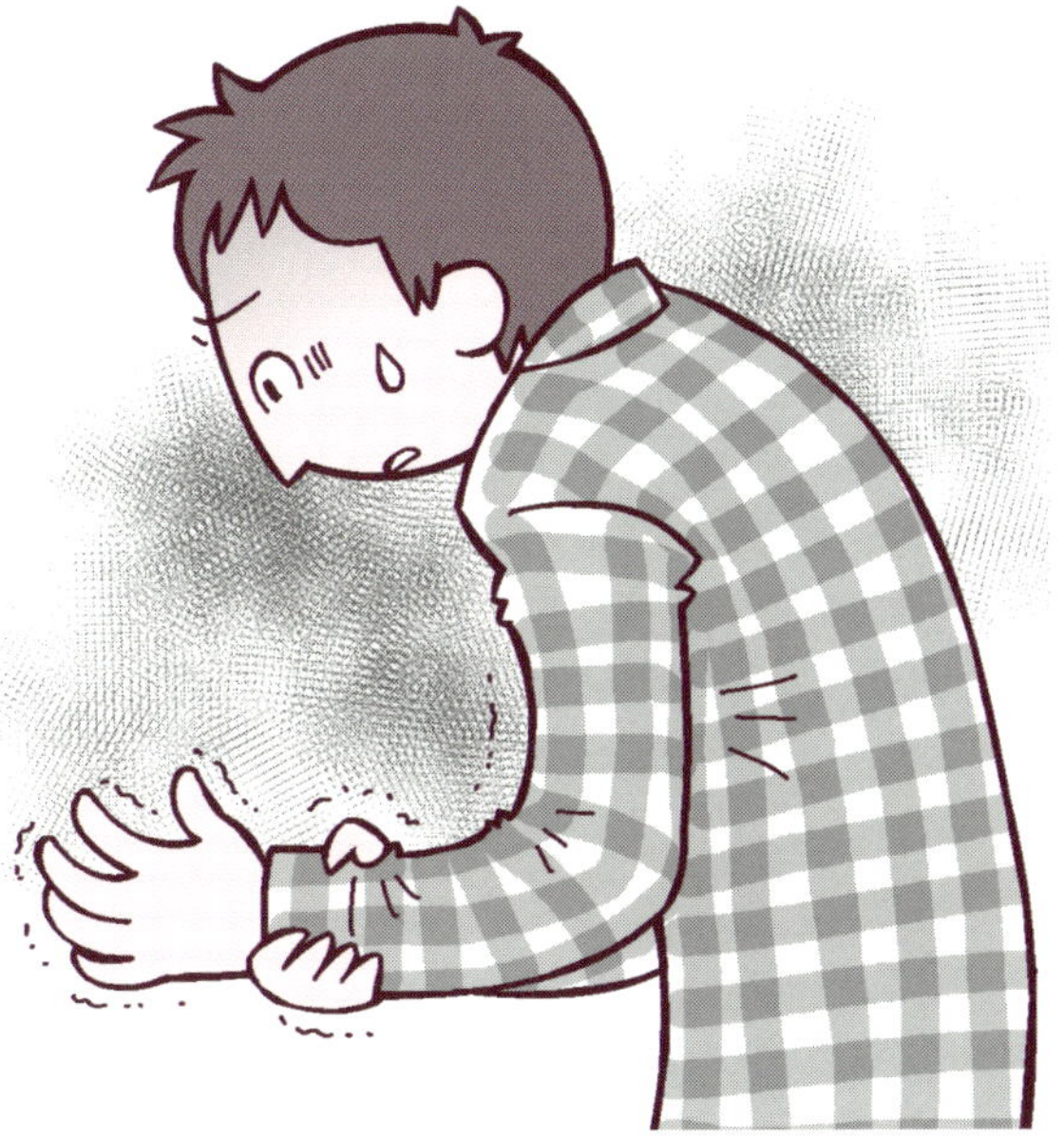

ネット依存・ゲーム依存では右のような「依存しているものの摂取を我慢していると手が震えてくる」などの離脱症状はみられない。しかし、それ以外の点ではほかの依存と同じような特徴がみられる

コラム
データでみるネット依存

日本人スマホゲームユーザーは約3300万人

スマホユーザーの半分はゲームをプレイ

スマホとスマホゲームに関する調査によると、日本の15〜69歳のうち約75%がスマホを使っています。そして、その半数以上はスマホゲームをプレイしています。推計人数は約3300万人。スマホゲームはそれだけ多くの人が楽しむ身近な娯楽になったわけです。

ゲームというと、子どものものという印象をもつ人もいるかもしれませんが、調査ではユーザーの平均年齢が30代となっています。

いま日本では、30代を中心とする3000万人以上の人がスマホでゲームを楽しんでいるということです。子どもでも大人でも、ネット依存・ゲーム依存に陥ってしまう人がいるのは、けっして不思議なことではありません。

スマホゲームユーザーの動向

各種の調査から、スマホゲームユーザーの人数や平均年齢、ゲームの市場がわかる

スマホユーザーでゲームをする人（推計）	スマホユーザーでゲームをしない人（推計）	スマホを使っていない人（推計）
約3364万人	約3122万人	約2095万人

「スマートフォン・スマホゲーム利用動向調査 2017年12月」（SEGA Games ゲームスタイル研究所）より。日本の15〜69歳が対象。該当年齢の総人口を約8581万人として算出

スマホゲームのヘビーユーザー	スマホゲームのライトユーザー
平均32.0歳	平均38.0歳

「スマートフォン利用動向調査 2016」（SEGA Games ゲームスタイル研究所）より。利用時間が1日1時間以上の人を「ヘビーユーザー」とした場合の、ユーザーの平均年齢

スマホゲームの売上の変化

2011年度 480億円 → 2017年度（予測） 9600億円

「スマホゲームの市場動向と将来性分析 2016」「同 2017」（矢野経済研究所）より。スマホゲームの市場は6年で約20倍に拡大している

第3章

どこまでのめりこむと病気なのか

ネットやゲームをやりすぎて
学校や会社に遅刻するなどの問題が起きはじめたとき、
その問題を本人が自覚し、反省することは簡単ではありません。
重要なのは、家族が気づいて動き出すこと。
本人の健康状態や人間関係に変化がみられたら、
様子をみていないで、病院に相談しましょう。

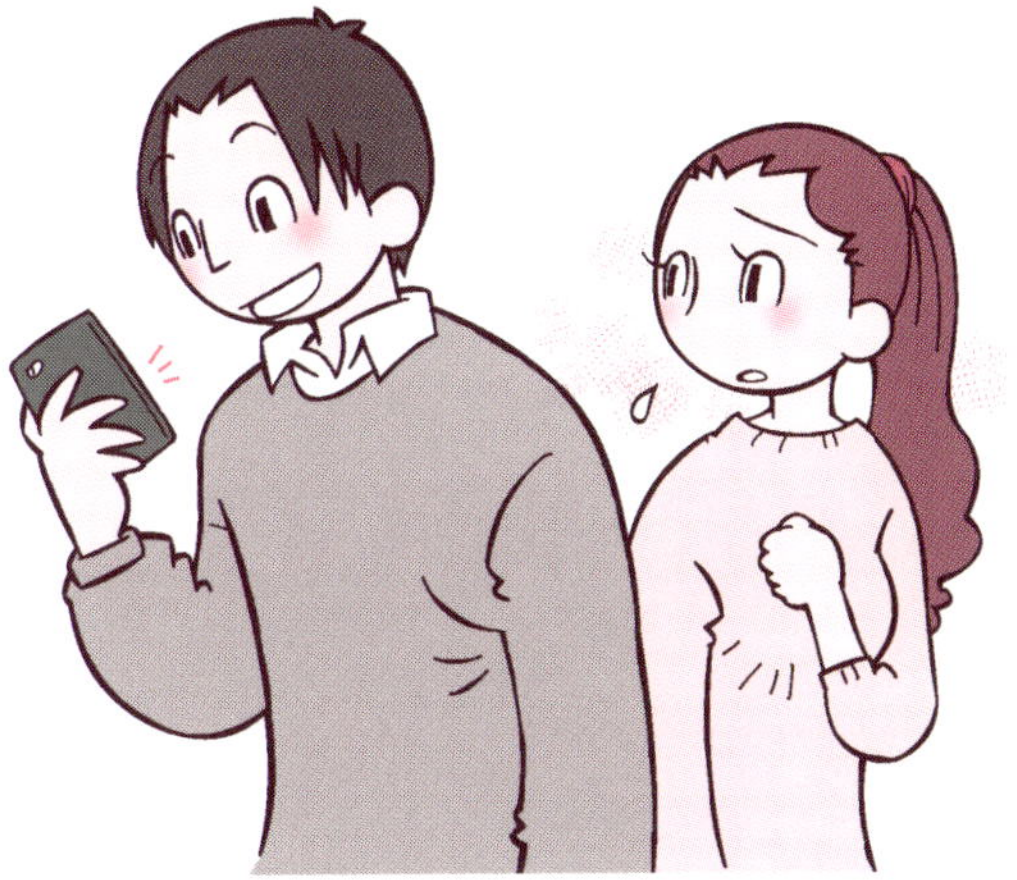

病気に気づく

健康状態・人間関係がくずれたら受診のサイン

依存によって、本人の健康状態が明らかに悪化している場合や、人間関係を中心とした社会生活に問題がみられる場合には、病気だと判断し、受診しましょう。

サイン①　健康面の問題

治療が必要だと判断するための目安のひとつが、心と体の健康面の問題です。36ページで解説したような心身の症状がみられる場合には、受診を検討しましょう。

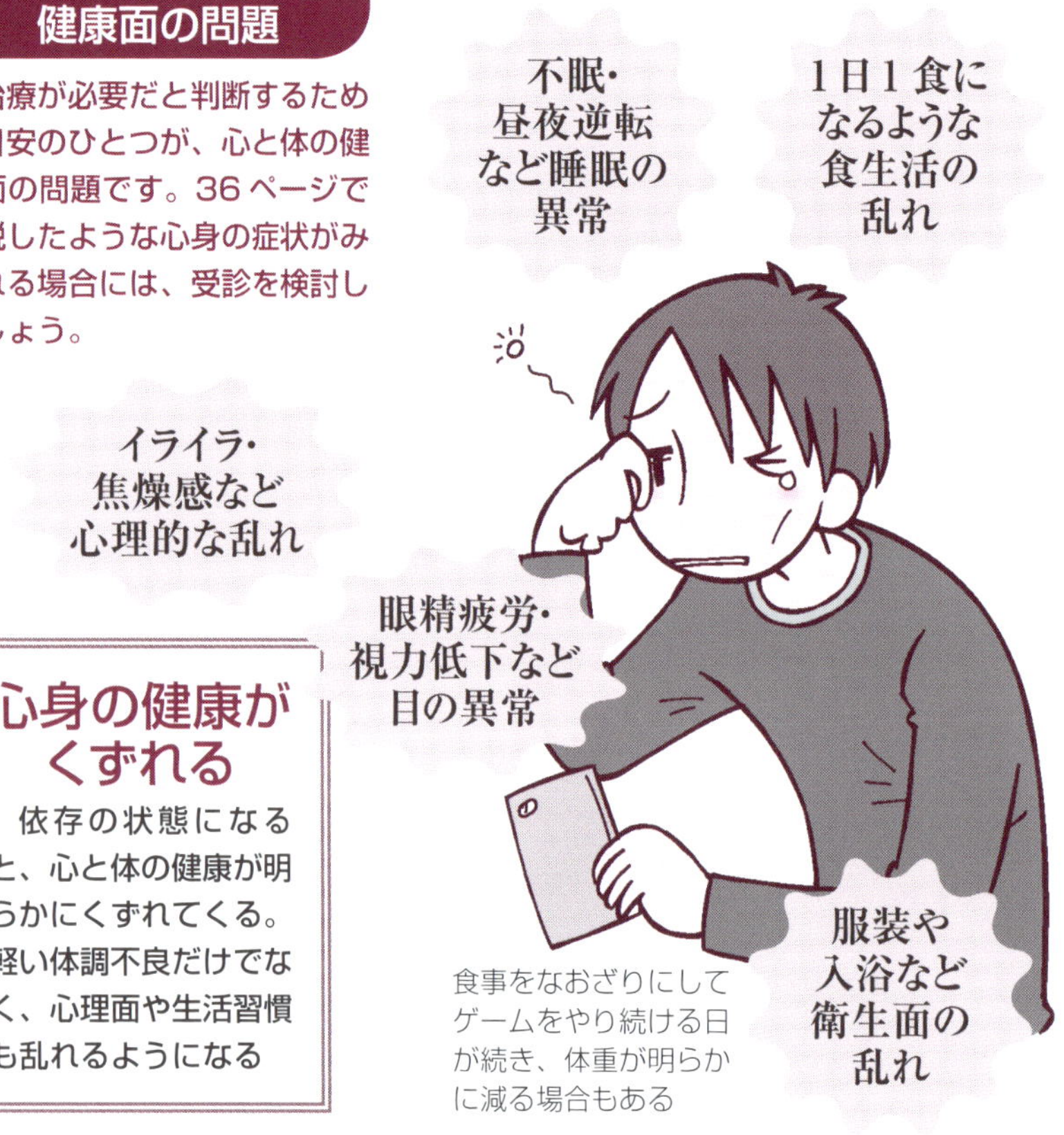
不眠・昼夜逆転など睡眠の異常
1日1食になるような食生活の乱れ
イライラ・焦燥感など心理的な乱れ
眼精疲労・視力低下など目の異常
服装や入浴など衛生面の乱れ

食事をなおざりにしてゲームをやり続ける日が続き、体重が明らかに減る場合もある

心身の健康がくずれる

依存の状態になると、心と体の健康が明らかにくずれてくる。軽い体調不良だけでなく、心理面や生活習慣も乱れるようになる

2つのサインをみて受診を考える

ネットやゲームによって生活に支障が出はじめても、それが病院に行くほどに悪い状態なのかどうか、本人や家族には、判断が難しいかもしれません。

判断に迷うときには、2つのサインをみましょう。サインは、本人の健康面の問題と、社会的な問題です。心身に明らかな異常がみられる場合と、社会生活がこなせなくなってきたときが、受診を考えるタイミングです。

ネットやゲームの依存でとくに多いのが、昼夜逆転の生活と、遅刻・欠席（欠勤）です。学校や会社を休みがちになってきたら、受診を検討してください。

サイン② 社会的な問題

家庭や学校、職場などで、人間関係を中心とした社会的な問題が生じている場合にも、治療が必要だと判断しましょう。

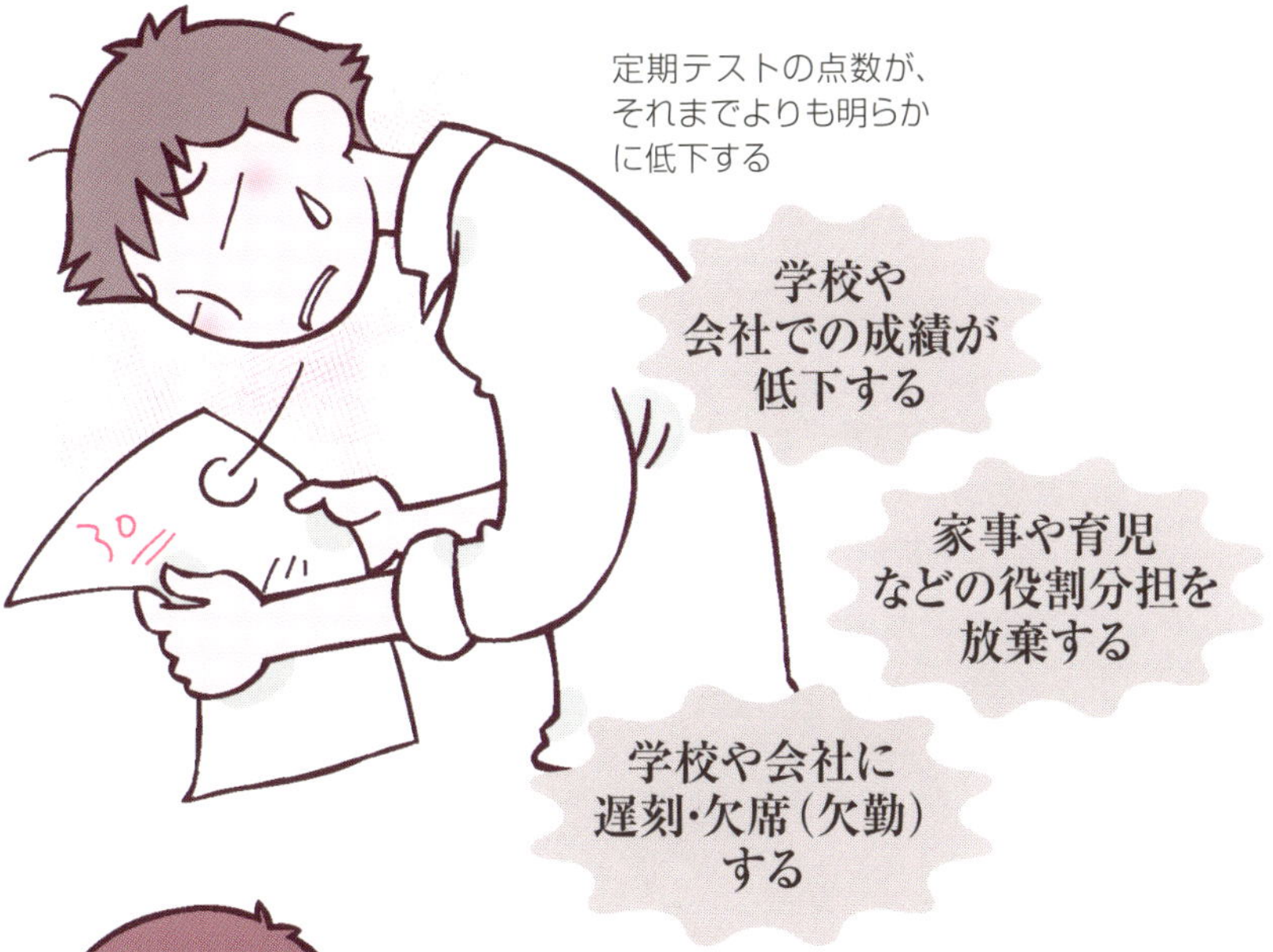

定期テストの点数が、それまでよりも明らかに低下する
学校や会社での成績が低下する
家事や育児などの役割分担を放棄する
学校や会社に遅刻・欠席（欠勤）する

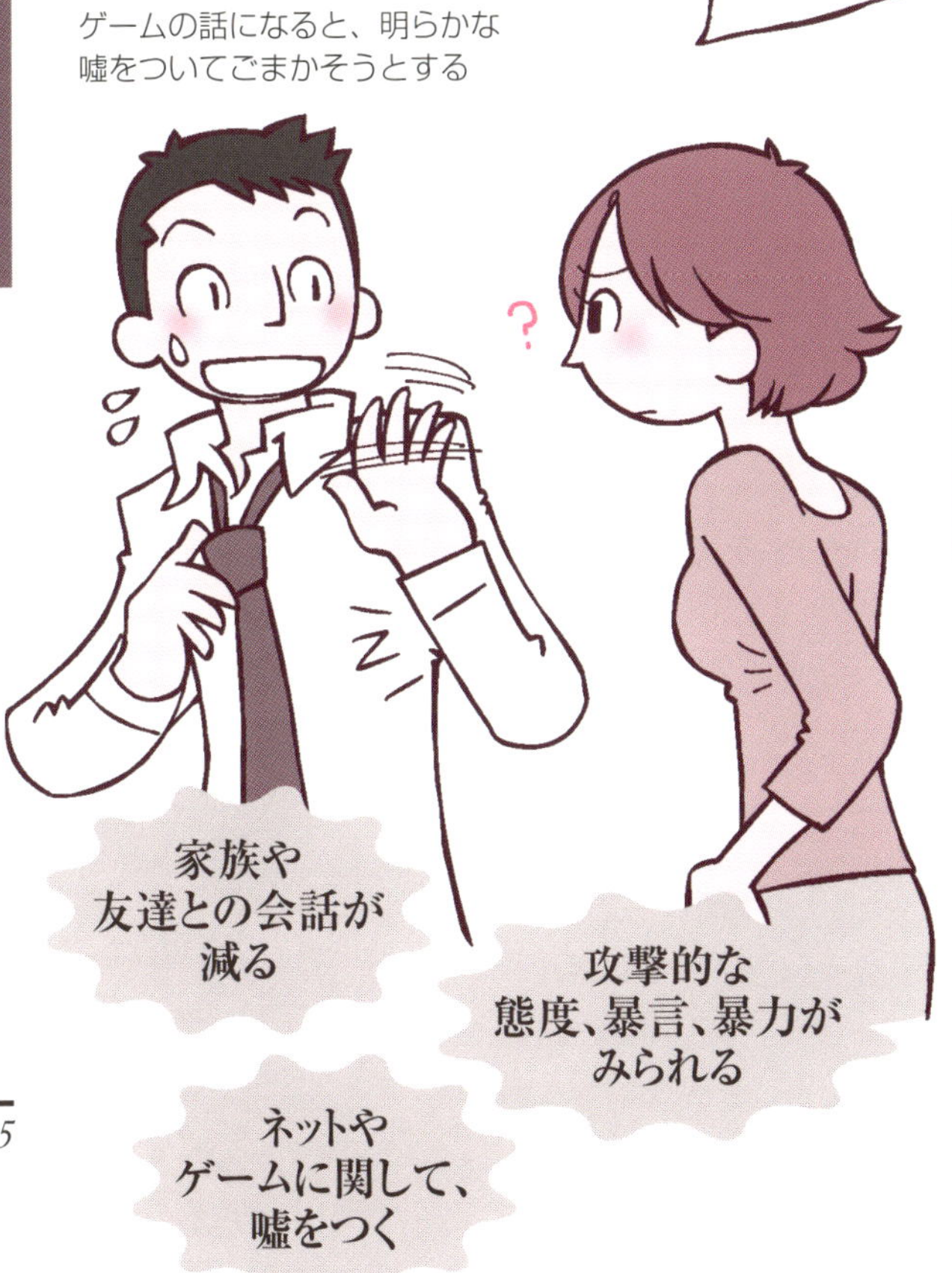

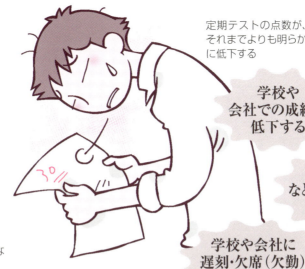

ゲームの話になると、明らかな嘘をついてごまかそうとする
家族や友達との会話が減る
攻撃的な態度、暴言、暴力がみられる
ネットやゲームに関して、嘘をつく

社会生活がくずれる

現実的な生活よりもネットやゲームを優先するようになり、家庭や学校、職場での行動に明らかな変化がみられる

オンラインで人間関係ができる

ゲームやSNSに熱中している人は多くの場合、オンラインで、現実的な生活とは別の新しい人間関係を築いています。やがてそちらの交流が生活の中心となり、家庭や学校などオフラインの人間関係が希薄になっていくのです。

受診を検討するときは、オフラインの人間関係がどう変化しているか、確認してください。

病気に気づく

本人は自覚しにくく、家族が気づくことが多い

ネットやゲームへの依存に気づくのは、多くの場合、依存している本人ではなく家族です。家族が早期発見・早期治療へのキーパーソンとなります。

本人と家族の意識は違う

ネットやゲームによって健康面などに明らかな問題が起きたとき、家族はすぐに問題だと気づき、心配します。しかし本人は家族の思いをよそに、問題を軽視したり、認識していなかったりします。本人と家族の意識は違うのです。

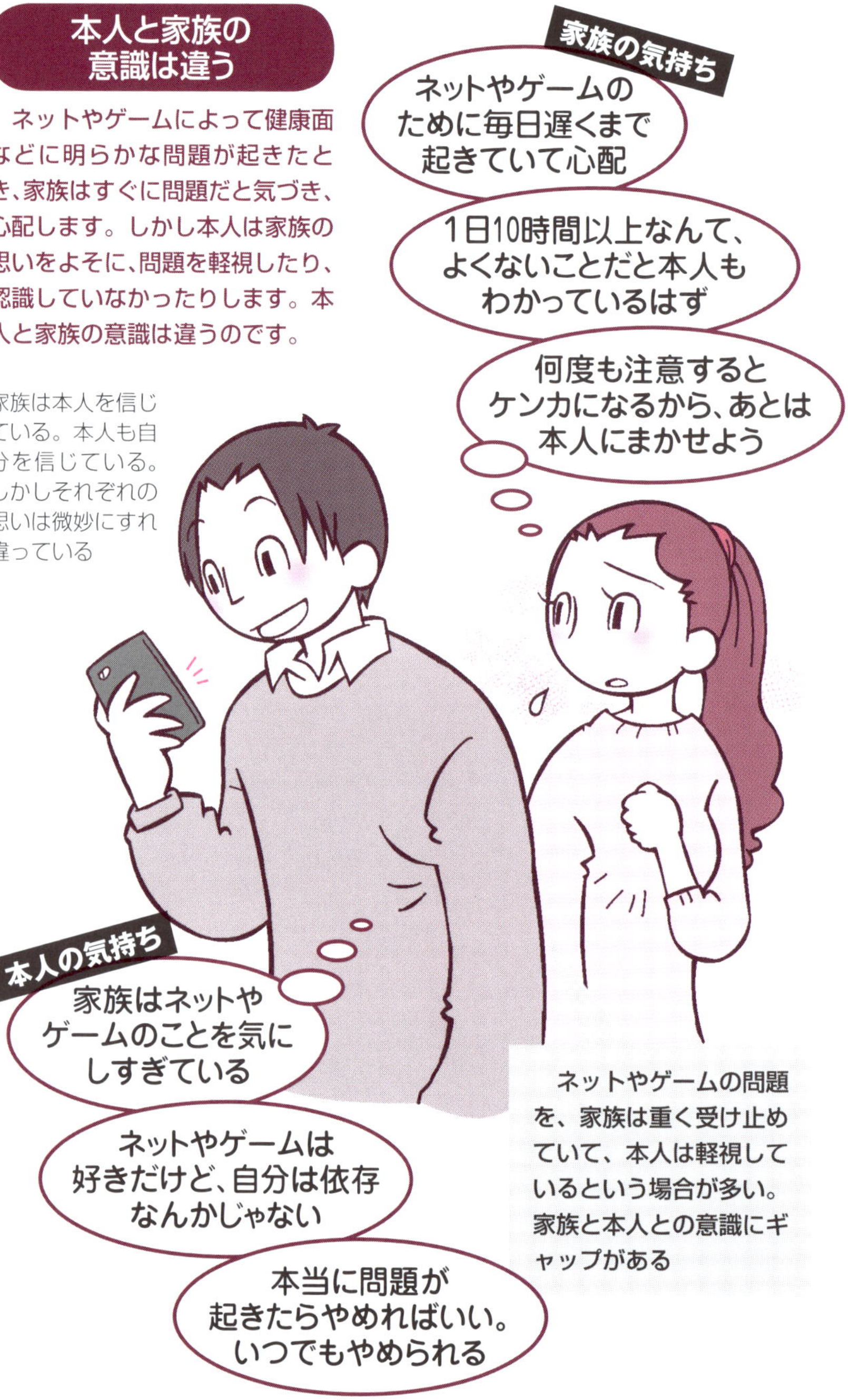

家族の気持ち
ネットやゲームのために毎日遅くまで起きていて心配
1日10時間以上なんて、よくないことだと本人もわかっているはず
何度も注意するとケンカになるから、あとは本人にまかせよう
本人の気持ち
家族はネットやゲームのことを気にしすぎている
ネットやゲームは好きだけど、自分は依存なんかじゃない
本当に問題が起きたらやめればいい。いつでもやめられる

家族は本人を信じている。本人も自分を信じている。しかしそれぞれの思いは微妙にすれ違っている

ネットやゲームの問題を、家族は重く受け止めていて、本人は軽視しているという場合が多い。家族と本人との意識にギャップがある

本人が自覚するのを待たずに家族が動く

依存を示す受診のサインは、本人の健康と社会生活の乱れ。どちらも本人自身が最初に気づきそうなものですが、ネットやゲームに意識を奪われている本人は、問題になかなか気づけません。

家族は「こんなにいろいろと問題が起きているんだから、本人もわかっているはず」だと考えがちですが、本人が同じように考えている可能性は低いでしょう。そのまま様子をみていては、治療をはじめるのが遅れてしまいます。

家族は問題に気づいたら、本人の自覚を待たずに、治療へ向けて動きはじめましょう。家族だけでも病院へ相談してください。

家族の気づきが重要

依存によって健康面や社会生活に問題が起きても、本人はなかなか気づけません。家族などまわりの人が受診のサインを読みとり、治療にむすびつけることが大切です。

本人に自覚をうながそうとしても、反発される場合が多い。無理に説得しないほうがよい

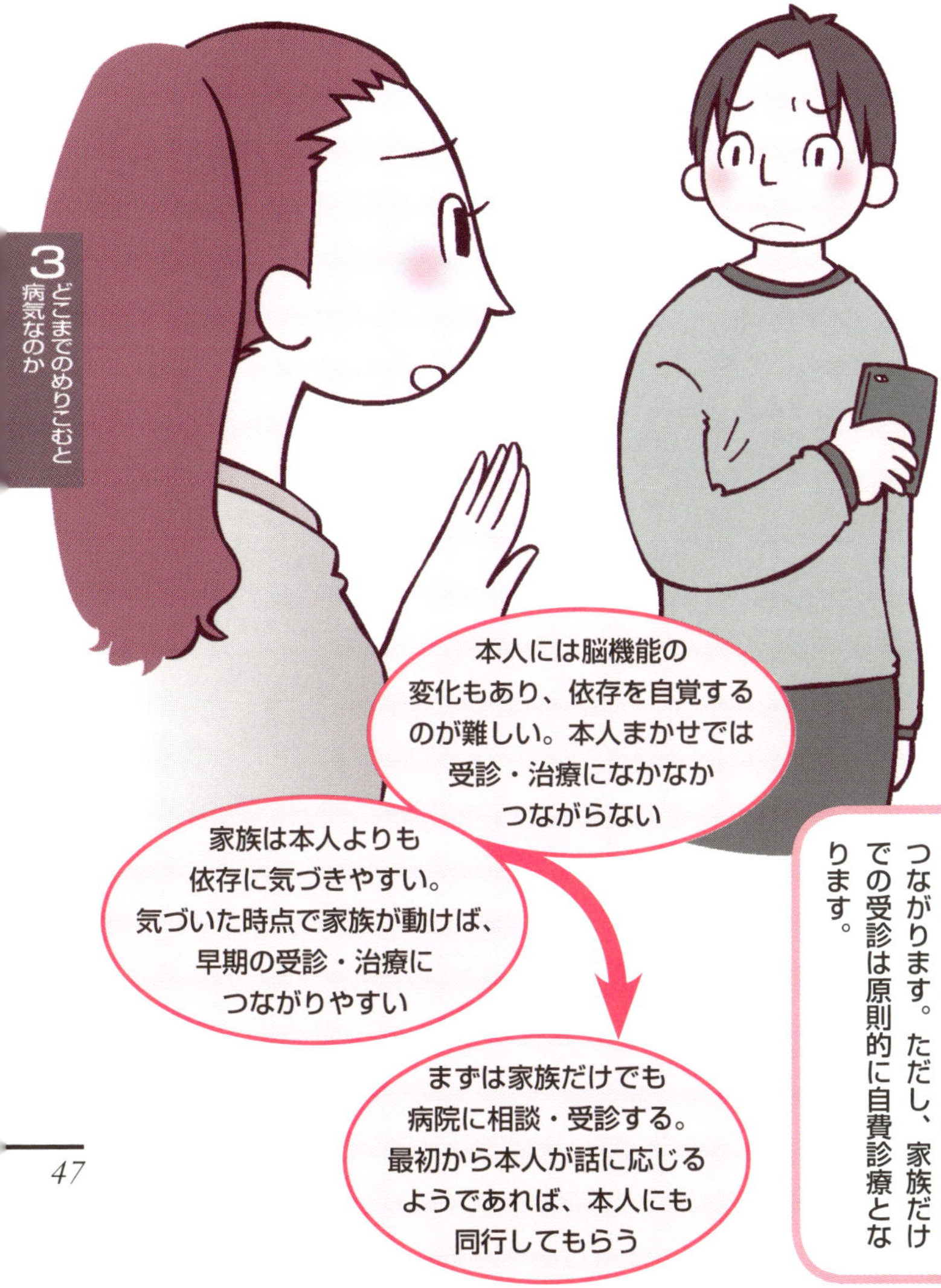

本人には脳機能の変化もあり、依存を自覚するのが難しい。本人まかせでは受診・治療になかなかつながらない
家族は本人よりも依存に気づきやすい。気づいた時点で家族が動けば、早期の受診・治療につながりやすい
まずは家族だけでも病院に相談・受診する。最初から本人が話に応じるようであれば、本人にも同行してもらう

家族だけでも病院を受診できる

久里浜医療センターのある年の統計では、ネット依存・ゲーム依存で受診した人のうち、家族だけでの受診が27・0％でした。

センターでは、本人がまだ病院にこられない状態でも、家族による受診を受け付けています。家族が医師の話を聞き、依存の問題をよく知ることが、その後の治療につながります。ただし、家族だけでの受診は原則的に自費診療となります。

様子をみるのは危険、気づいたらすぐ病院へ

本人の健康や生活がくずれてきたとき、家族は「病気なのだろうか」と戸惑い、迷うものです。しかしそこで様子をみていては危険です。早めに病院を受診しましょう。

様子をみていると悪化する

健康面や社会生活に受診のサインが現れても、家族が「病気ではない」「病気だと考えたくない」などと感じ、しばらく様子をみていることがあります。その戸惑いや迷いもよくわかりますが、様子をみていると依存は多くの場合、悪化してしまいます。

以前との違いに気づく
ネットやゲームのやりすぎで、本人の健康や生活習慣に以前とは明らかに違う様子が出てきたことに、家族が気づく

↓

趣味の問題だと考える
家族が、ネットやゲームは本人の趣味の問題だと考える。趣味に口出しすることをひかえ、基本的には本人の意志を尊重する

↓

様子をみる
不眠や食欲不振などの問題がみられても、ときおり注意する程度で、基本的には静観する。本人自身が変わるかどうか、様子をみる

↓

状態が悪化する
様子をみていると、ネットやゲームの利用時間が増えていき、健康や生活習慣の乱れが悪化してしまう

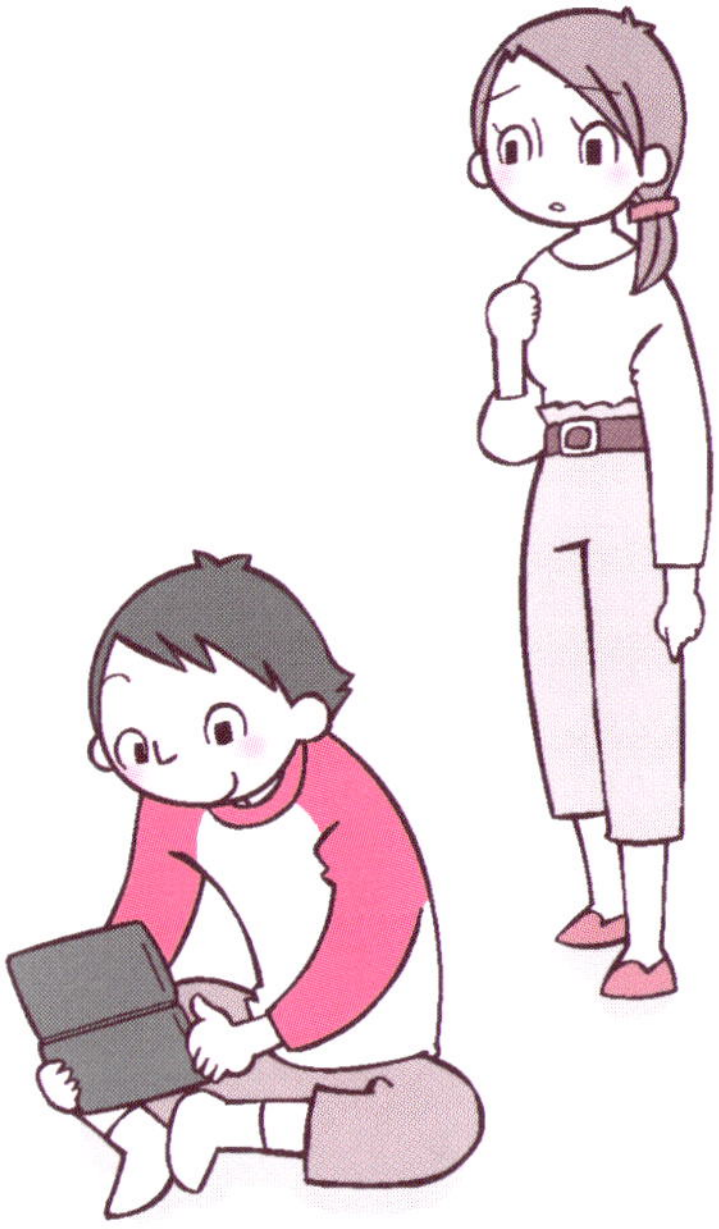

本心では「ゲームをひかえてほしい」と思っているが、子どもの好きなことを否定してはいけないとも思い、様子をみる

ネットやゲームに熱中しはじめてから、わずか数ヵ月で依存に陥るという場合もある。早めの対応が重要に

すぐに病院へ相談を

本人の様子に異変を感じたとき、44 ～ 47 ページで解説したようなサインがみられたら、くわしいことがわからなくても病院へ相談しましょう。

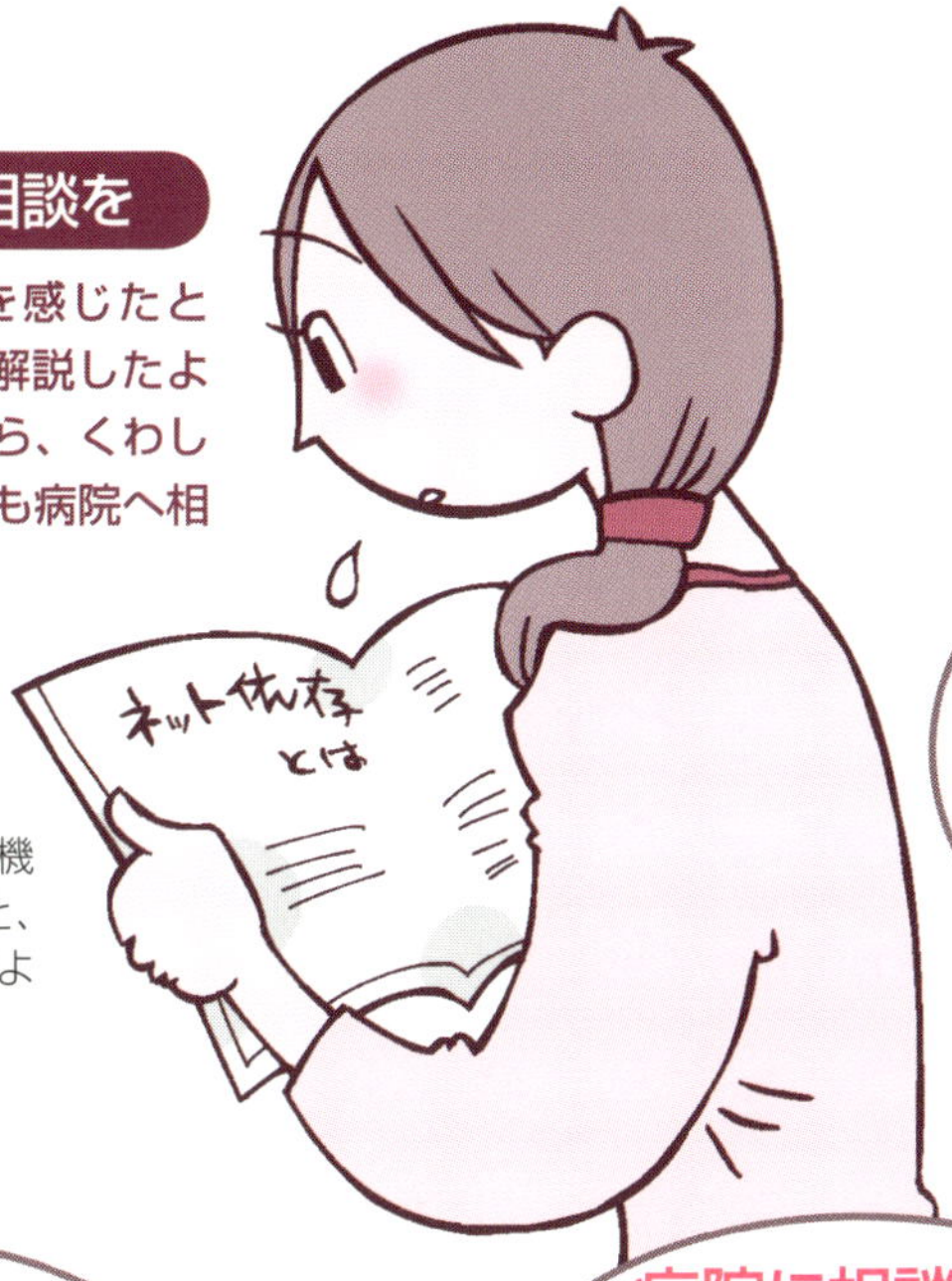

ネットやゲームによる脳機能の変化を知っておくと、病気なのだということがよくわかるようになる

治療の必要な病気だと考える

ネットやゲームは本人の趣味でもあるが、それによって健康や生活に重大な影響が出ていれば、病的な状態で、治療が必要だと考える

病院に相談する

家族が病院に連絡し、ネットやゲームの利用状況について、わかっていることを伝え、対応を相談する

ひとまず受診する

相談した結果、心配な状態だとわかったら、詳細がまだわからなくても、ひとまず受診する。受診は家族だけでもよい

「いずれは飽きる」と思ってはいけない

本人がネットやゲームに熱中していても、家族は「趣味にこっているだけ」「いずれは飽きる」などと考えがちです。しかし、依存傾向にある人が、いまの時代の巧妙なネットやゲームに飽きることは、まずありません。

病院への相談や家庭での対応をはじめる

異変に気づいたら、様子をみずに病院へ相談しましょう。次のページの医療機関リストを参考にしてみてください。

近くに病院がない場合や、すぐに受診できない場合には、診察を待たずに家庭でできる対応（第5章参照）をはじめてください。

家族がネット依存を理解し、本人に話す内容を調整するだけでも意味があります。本人と話し合えるようなら、ネットの利用状況を確認したり、ルールを決めたりすることも有効です。

最新版

ネット依存・ゲーム依存を相談できる医療機関リスト

病院などの医療機関でネット依存・ゲーム依存を相談できるところはまだ少ないのですが、徐々に増えています。

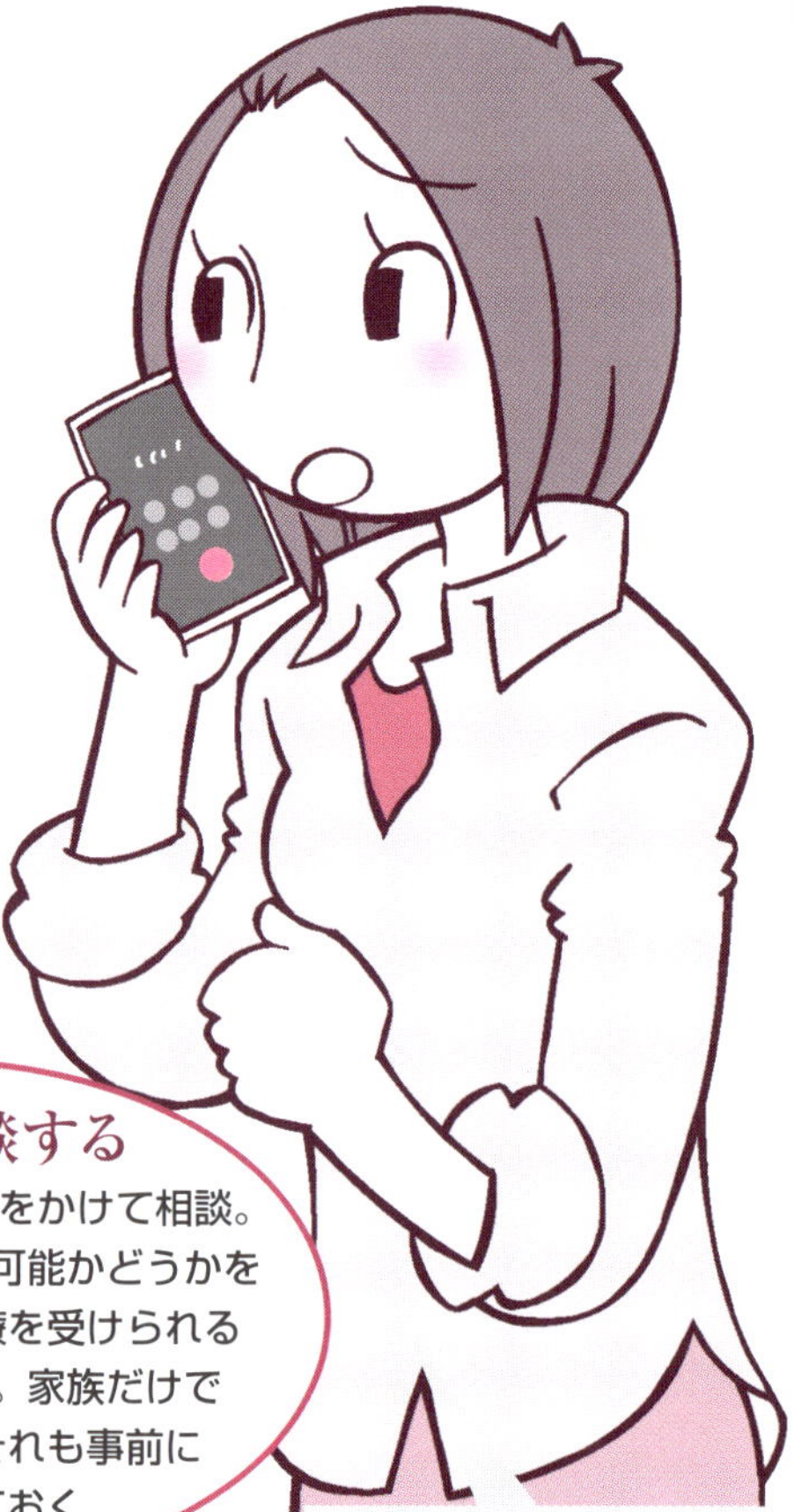

相談の基本的な流れ

医療機関にネット依存・ゲーム依存のことを相談するときには、まず電話で状況を伝えましょう。電話で予約をとり、受診して状況をあらためて説明し、診察・治療を受けはじめます。

予約制の医療機関が多いので、いきなり受診するのではなく、まずは電話で問い合わせを

電話で相談する

まずは医療機関に電話をかけて相談。自分たちの状況に対応可能かどうかを確認する。診察・治療を受けられる場合には予約をとる。家族だけで受診したい場合はそれも事前に問い合わせておく

医療機関を受診する

予約した日時に医療機関へ。医師や心理士などの医療スタッフに、状況をあらためて説明する。必要に応じて検査を受ける

通院して治療を受ける

月に１～２回程度、定期的に通院する。診察や検査を継続しながら、カウンセリングや認知行動療法などの治療を受ける

医療機関によって対応は異なる。くわしいことは事前に問い合わせて確認する

全国の医療機関リスト

2018年４月現在、ネット依存・ゲーム依存を相談できる医療機関を紹介します。

病院名	所在地	電話番号
医療法人耕仁会 札幌太田病院	北海道札幌市	011-644-5111
医療法人北仁会 旭山病院	北海道札幌市	011-641-7755
医療法人渓仁会 手稲渓仁会病院	北海道札幌市	011-681-8111
医療法人東北会 東北会病院	宮城県仙台市	022-234-0461
ワナクリニック	宮城県仙台市	022-275-8186
医療法人秀山会 白峰クリニック	埼玉県さいたま市	048-831-0012
医療法人社団こころの会 タカハシクリニック	東京都大田区	03-5703-1321
医療法人社団利田会 周愛利田クリニック	東京都北区	03-3911-3050
独立行政法人国立病院機構 久里浜医療センター	神奈川県横須賀市	046-848-1550
医療法人社団祐和会 大石クリニック	神奈川県横浜市	045-262-0014
ヒーリング&リカバリーインスティテュート水澤都加佐 横浜カウンセリングオフィス	神奈川県横浜市	045-663-9027
医療法人杏野会 各務原病院	岐阜県各務原市	058-389-2228
医療法人社団美樹会 マリアの丘クリニック	静岡県静岡市	054-202-7031
幸地クリニック	兵庫県神戸市	078-599-7365
医療法人宮本会 紀の川病院	和歌山県岩出市	0736-62-4325
地方独立行政法人 岡山県精神科医療センター	岡山県岡山市	086-225-3821
医療法人コミュノテ 風と虹 のぞえ総合心療病院	福岡県久留米市	0942-22-5311
医療法人社団松本会 希望ヶ丘病院	熊本県上益城郡	096-282-1045
医療法人横田会 向陽台病院	熊本県熊本市	096-272-5250
竹下粧子クリニック	大分県大分市	097-533-2874
医療法人寛容会 森口病院	鹿児島県鹿児島市	099-243-6700

病院でくわしく調べる

ICD-11の「ゲーム障害」診断ガイドラインが基準に

病院ではWHOの作成した診断ガイドラインを基準として、診察がおこなわれます。このガイドラインの作成には、日本の久里浜医療センターが中心的に協力しています。

国際的なガイドラインが誕生

ＷＨＯは、最新の国際疾病分類に、ネット依存やゲーム依存の診察の基準となる「ゲーム障害」診断ガイドラインを収載することを決めました。このガイドラインは本書の監修者・樋口進医師によって提言され、ＷＨＯが各国の研究者と協力して作成したものです。久里浜医療センターは財政的・技術的に支援をおこない、その中心的な役割を担いました。

今後はこのガイドラインを基準とした診療が国内外を問わず広がるものと考えられます。本書はその国際的なガイドラインにそってネット依存・ゲーム依存の知識や治療の流れを解説しています。

病院で問診と検査を受ける

病院ではネット依存・ゲーム依存の状態を調べるために、口頭での問診と、各種の検査がおこなわれます。一度で診察が終わることは少なく、問診・検査ともに何度か実施して、くわしく調べていきます。

問診

医師が本人に口頭で日頃の様子を質問する。補助的に心理士が質問することや、家族が答えることもある

検査

本人が血液検査などの体の検査を受ける。人によっては心理検査を受けることもある（54ページ参照）

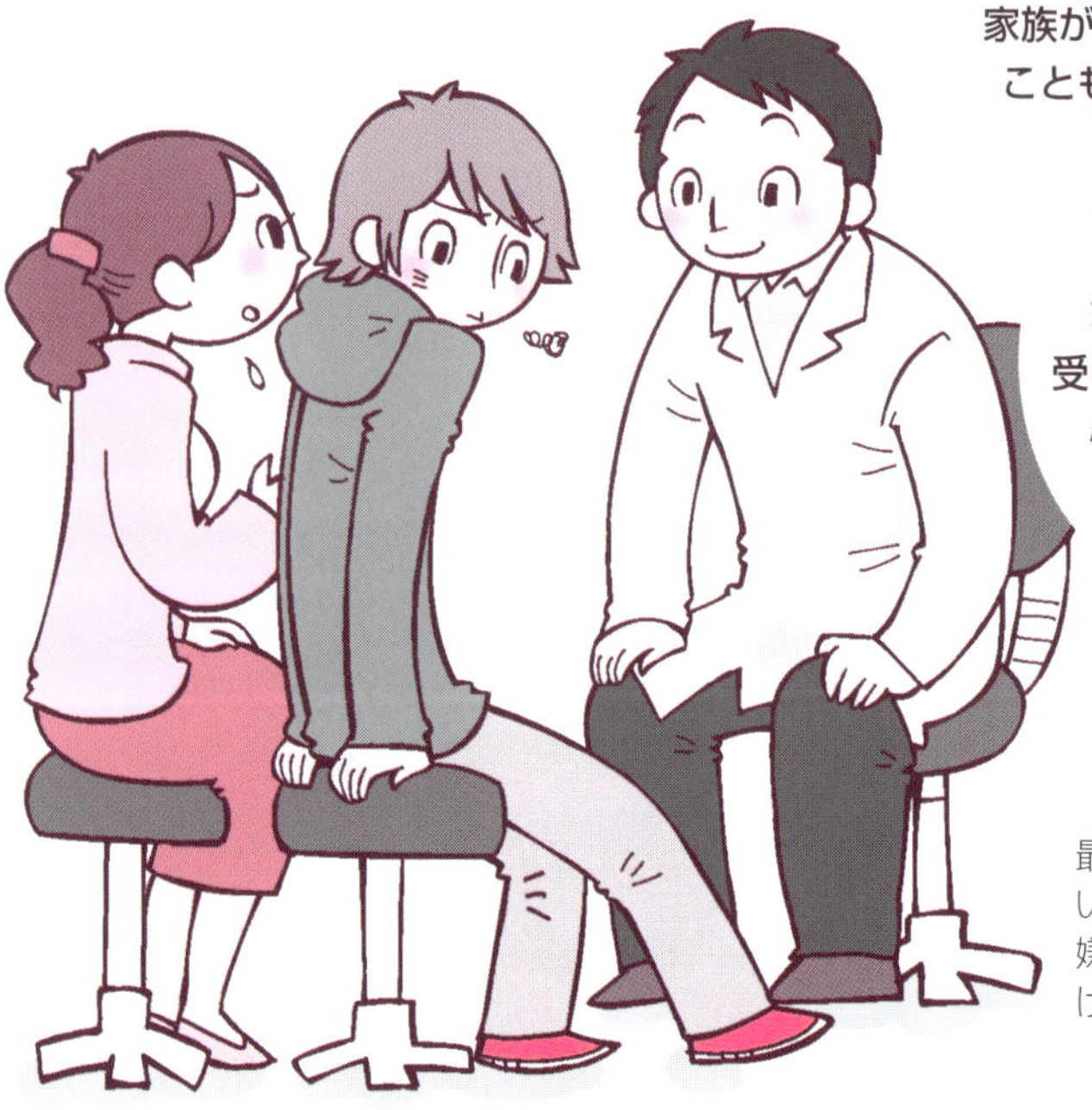

最初の診察時はたいてい、本人は話すことを嫌がるもの。時間をかけて調べていく

ICD-11

WHO が作成した国際疾病分類の第 11 版。主な精神疾患の診断ガイドラインが収載されています。その最終版に、久里浜医療センターが研究協力した「ゲーム障害」の診断ガイドラインが含まれる予定です。以下の 1a ～ 1c、2、3 のすべてを満たす場合にゲーム障害と診断されます。

「ゲーム障害」の診断ガイドライン(草稿)

1 持続的または再発性のゲーム行動パターン(インターネットを介するオンラインまたはオフライン)で、以下のすべての特徴を示す。

a. ゲームのコントロール障害(たとえば、開始、頻度、熱中度、期間、終了、プレイ環境などにおいて)。

b. ほかの日常生活の関心事や日々の活動よりゲームが先にくるほどに、ゲームをますます優先。

c. 問題が起きているにもかかわらず、ゲームを継続またはさらにエスカレート(問題とはたとえば、反復する対人関係問題、仕事または学業上の問題、健康問題)。

2 ゲーム行動パターンは、持続的または挿話的かつ反復的で、ある一定期間続く（たとえば、12ヵ月）。

3 ゲーム行動パターンは、明らかな苦痛や個人、家族、社会、教育、職業やほかの重要な機能分野において著しい障害を引き起こしている。

(ICD-11草稿の、樋口進による暫定訳)

この基準で、第1章の5人のケースをみてみましょう。

●Aさん・Cさん・Eさんは「1 ゲーム行動パターン」が「2 一定期間」続き、昼夜逆転や不登校、過剰な課金といった「3 著しい障害」が生じているため「ゲーム障害」に該当します。

●Bさんは問題が起きた時点で対策をとっているので「1」を満たしません。Dさんには「3 著しい障害」がありません。そのため、どちらも「ゲーム障害」に該当しません。

「ゲーム障害」に該当する場合、そうでない場合の治療方針は 61 ページ参照

問診の基準はICD-11のガイドライン

以前はネット依存・ゲーム依存について医療的な基準がありませんでしたが、久里浜医療センターでの臨床研究などを参考に、国際的な診断ガイドラインができました。ゲームに関するガイドラインですが、ネット全般についても、基本的には同様の考え方ができます。

POINT

「12ヵ月」が課題に

ガイドラインには重症度の基準として「12ヵ月」という例が示されているが、これはアルコールなどの物質依存の基準に合わせたもの。ネット依存・ゲーム依存では短期間に重症化することもあり、期間は今後の課題となる。「12ヵ月以内は軽症」と自己判断せず、期間が短くても症状があれば受診したほうがよい。

DSM-5は参考程度に使われている

アメリカ精神医学会の診断基準「DSM」の最新第5版に「インターネットゲーム障害」という基準が示されていますが、これは今後の研究を見据えた予備的な提案です。診察などでは、参考程度に使われています。

病院でくわしく調べる

問診のほかに血液検査などがおこなわれる

病院では問診と合わせて、血液検査など各種の身体検査がおこなわれます。体の状態を調べながら、治療方針を検討していくのです。

身体検査は補助的なもの

ネット依存・ゲーム依存の有無や程度は、問診によってわかります。しかし、依存による体への影響は、問診だけではわかりません。身体検査をおこない、補助的な情報をそろえて、治療に役立てます。

骨密度検査

依存が長く続き、外を出歩かない生活になっていると、足首の骨がやわらかくなってくる。人によっては、足首の踵骨《しょうこつ》という部分の骨密度を超音波で調べ、骨粗しょう症の有無を確認することもある。

脳画像検査

脳波の検査やMRI検査などの画像検査をおこない、脳機能を確認する場合もある。アルコール依存など、ほかの依存と同様の特徴がみられることがある。

血液検査

本人の基本的な健康状態を調べるためにおこなう。日頃の栄養のとり方や運動量、貧血かどうかなどがわかる。ネット依存・ゲーム依存の人は低栄養状態になっている場合がある。

- ●ヘモグロビンA1cや空腹時血糖値、血清アルブミンなどの項目を調べることで、栄養不足かどうかを確認する
- ●中性脂肪値などの項目を調べることで、運動不足かどうかがわかる
- ●ヘモグロビンや赤血球数などの項目を調べることで、貧血かどうかがわかる

そのほかの検査

肺機能検査や運動機能検査で運動量を調べたり、目への影響を視力検査で確認したりすることもある。心理検査で本人の心理的・社会的な特徴を調べる場合もある。検査の内容は病院や患者さんによって異なる。

体へのダメージを調べて形にする

問診によって、ネット・ゲームの利用状況や、本人の気持ちが少しずつ明らかになっていきます。その内容によって、依存の程度もおおよそわかります。

その依存が体にどのようなダメージを与えたかを調べるのが、身体検査の目的です。体の健康状態をくわしく調べて、検査結果という具体的な形にします。

データがそろうと本人も実感できる

検査結果というデータがそろうと、本人にも家族にも、依存が体を確かにむしばんでいることが、はっきりとみえてきます。

本人は多くの場合、最初は診察や治療に対して否定的です。しかし、そういう人も検査が進むと自分の病気を実感し、診察や治療に主体的にとりくむようになっていきます。検査には治療の準備という側面もあるのです。

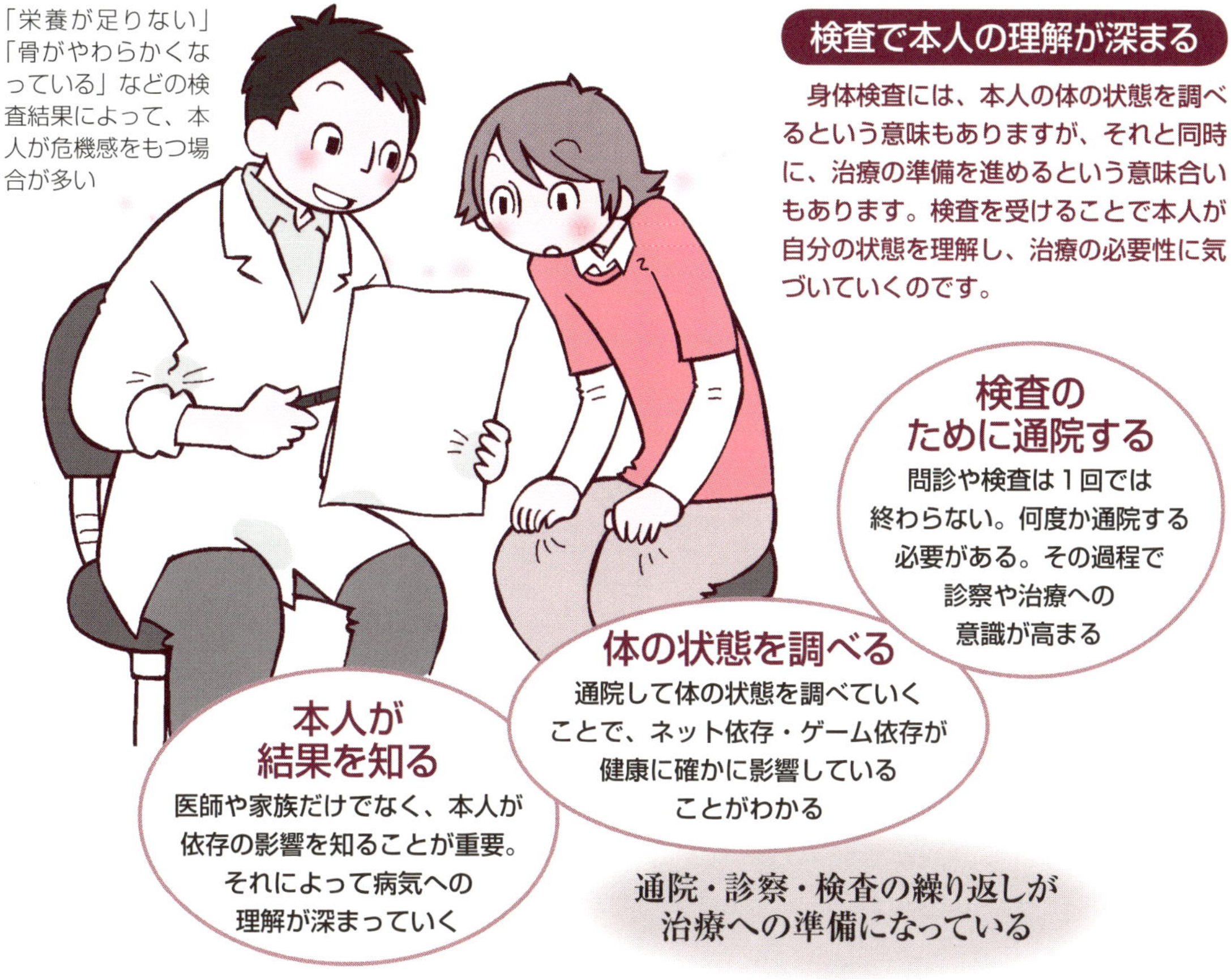
「栄養が足りない」「骨がやわらかくなっている」などの検査結果によって、本人が危機感をもつ場合が多い
検査で本人の理解が深まる
身体検査には、本人の体の状態を調べるという意味もありますが、それと同時に、治療の準備を進めるという意味合いもあります。検査を受けることで本人が自分の状態を理解し、治療の必要性に気づいていくのです。
検査のために通院する
問診や検査は１回では終わらない。何度か通院する必要がある。その過程で診察や治療への意識が高まる
体の状態を調べる
通院して体の状態を調べていくことで、ネット依存・ゲーム依存が健康に確かに影響していることがわかる
本人が結果を知る
医師や家族だけでなく、本人が依存の影響を知ることが重要。それによって病気への理解が深まっていく
通院・診察・検査の繰り返しが治療への準備になっている

病院でくわしく調べる

うつ病や発達障害の併発がわかる場合も

診察や検査を続けるなかで、ネット依存・ゲーム依存以外の問題がみえてくることもあります。うつ病などほかの病気を併発していて、依存とは別の問題が起きています。

依存とは別の病気が併発している

ネット依存・ゲーム依存の人の状態をくわしく調べていくと、うつ病など、ほかの病気の併発がわかることがよくあります。

研究者によっては、患者さんの7割以上にほかの病気の併発があると報告している人もいます。

依存によってうつ病などを発症する場合もあれば、うつ病になったことで家に閉じこもりがちになり、あとで依存を発症するという場合もあります。

併発がわかった場合には、その病気への対応も必要となるため、依存の通常の治療よりも複雑な治療を受けます。場合によっては薬を使うこともあります。

併発が考えられる病気

ネット依存・ゲーム依存の診察時に、ほかの病気の併発がわかる場合もあります。よくみられるのは、発達障害やうつ病、不安障害などの精神疾患です。

うつ病・社交不安障害などの病気

第1章のCさん（14ページ参照）のように、気分が落ちこみ、うつ病を併発している人もいる。そのほかに、対人関係の不安が強くなる社交不安障害など、不安障害の併発がみられる場合もある

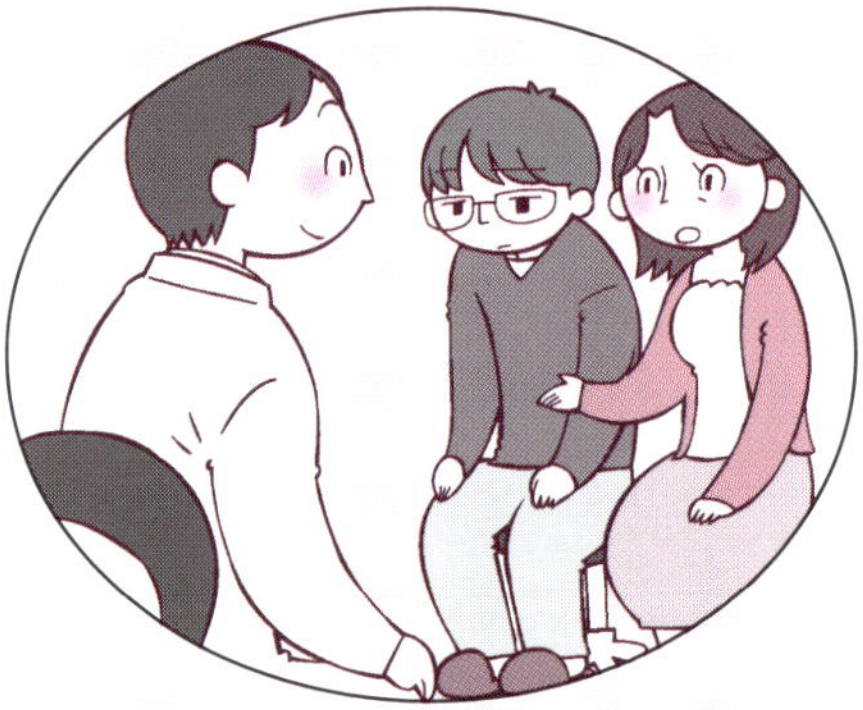

Cさんはうつ病を発症し、その後ネット依存に陥った。病気が併発している場合、どちらが先に発症したかを調べることも重要になる

ASDやADHDなどの発達障害

診察を進めるなかで、ASD（自閉症スペクトラム障害）やADHD（注意欠如・多動性障害）などの発達障害があり、もともと集団行動が苦手だとわかる場合がある。それがネット依存・ゲーム依存の悪化の要因になっていることがある

ネット依存・ゲーム依存には薬物治療は基本的におこなわれないが、ほかの病気が併発している場合は薬を使うこともある

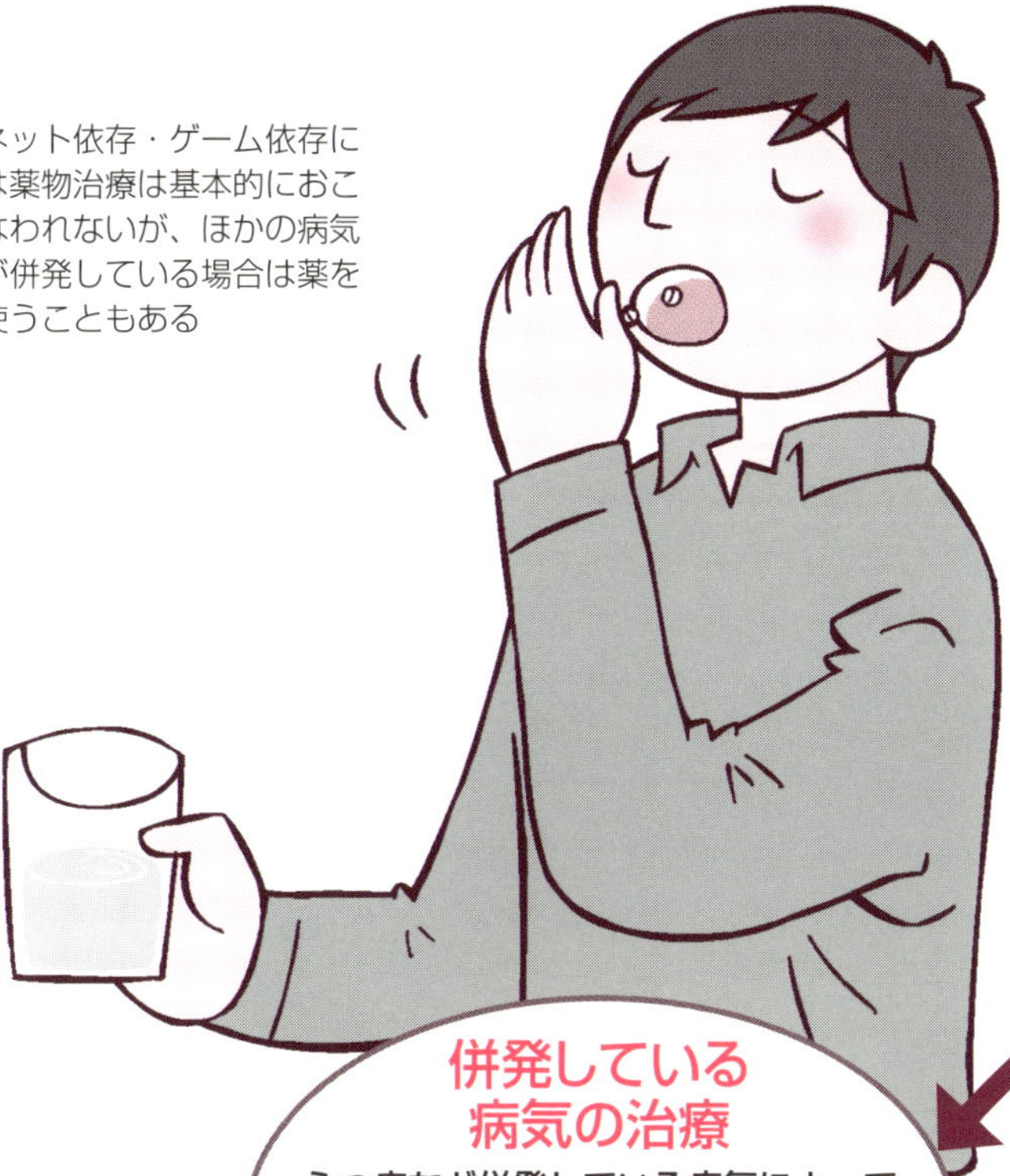

2つの治療が必要になる

ネット依存・ゲーム依存の治療に加えて、併発している病気の治療も必要となります。併発例では、先に発症した病気への治療が重要です。たとえばネット依存が先行していた場合、依存がおさまっていくなかで、後発のうつ病などもおさまることがあります。

診察を受けて併発がわかる

問診や心理検査などによって、うつ病などほかの病気の併発が判明する。医師や心理士からその病気の説明を受ける

併発している病気の治療

うつ病など併発している病気によって起きている問題や症状に対しては、別途治療を受ける。カウンセリングなどに加えて、薬物療法がおこなわれる場合もある

ネット依存・ゲーム依存の治療

ネットやゲームへの依存が認められれば、カウンセリングやモニタリングなどの治療法を用いて、問題を解消していく。併発している病気とは分けて考える

ネット依存・ゲーム依存の治療法について、くわしくは第4章へ

発達障害の人はネット依存・ゲーム依存になりやすい？

発達障害の人は対人関係が苦手だったり、衝動性をおさえることが困難だったりします。それがネット依存・ゲーム依存を悪化させる要因となることがあります。

しかし、発達障害の人が必ずしも依存になりやすいとはかぎりません。発達障害は悪化につながる一因にはなりますが、依存にはほかにも生活環境などさまざまな要因が関わっています。

発達障害は、依存と併発する障害のひとつであり、悪化の一因にすぎません。依存の治療と並行して対策をとっていけば、十分に対処可能だと考えてください。

コラム
データでみる
ネット依存

日本には依存傾向に該当する人が約400万人

5年間で該当者が約150万人も増えた

久里浜医療センターでは、これまでに何度か、ネット依存・ゲーム依存の実態を調査しています。

ここでは2008年と2013年の調査結果をとりあげます。同じ手法でおこなわれた調査ではないので、厳密な比較ではありませんが、この間のわずか5年で依存傾向の人が約150万人も増えたと考えられます。

2013年の時点で、日本には依存傾向の人が400万以上いたと推定されます。その後、スマホのゲームがさらに普及したことを考えると、現在はより多くの人が依存傾向にあるのではないでしょうか。ネット・ゲームへの依存は、今後ますます広がっていきそうです。

依存傾向の人の数

キンバリー・ヤング博士のインターネット依存度テストなど、医学的な指標を用いてネット依存傾向の人の数を調べた調査によると、その人数が近年、急増していることがわかる

2008年

中高生のデータはなし

成人の依存傾向の推定人数
約**271**万人
（男性・女性ともに約2.0%が依存傾向と考えられた）

↓

2013年

中高生の依存傾向の推定人数
約**52**万人
（男子の6.2%・女子の9.8%が依存傾向に該当した）

成人の依存傾向の推定人数
約**421**万人
（男性の4.5%・女性の3.6%が依存傾向に該当した）

数値はいずれも樋口進らの調査より。2008年は厚生労働科学研究、2013年は久里浜医療センターの調査と厚生労働科学研究の結果から抜粋

第4章

病院ではどんな治療が受けられるのか

病院で問診や検査を受け、
ネット依存・ゲーム依存に陥っていることがわかったら、
本人自身がカウンセリングやモニタリング、
認知行動療法などの治療にとりくみはじめます。
また、家族が診察や家族会に参加して
依存を理解していくことも重要です。

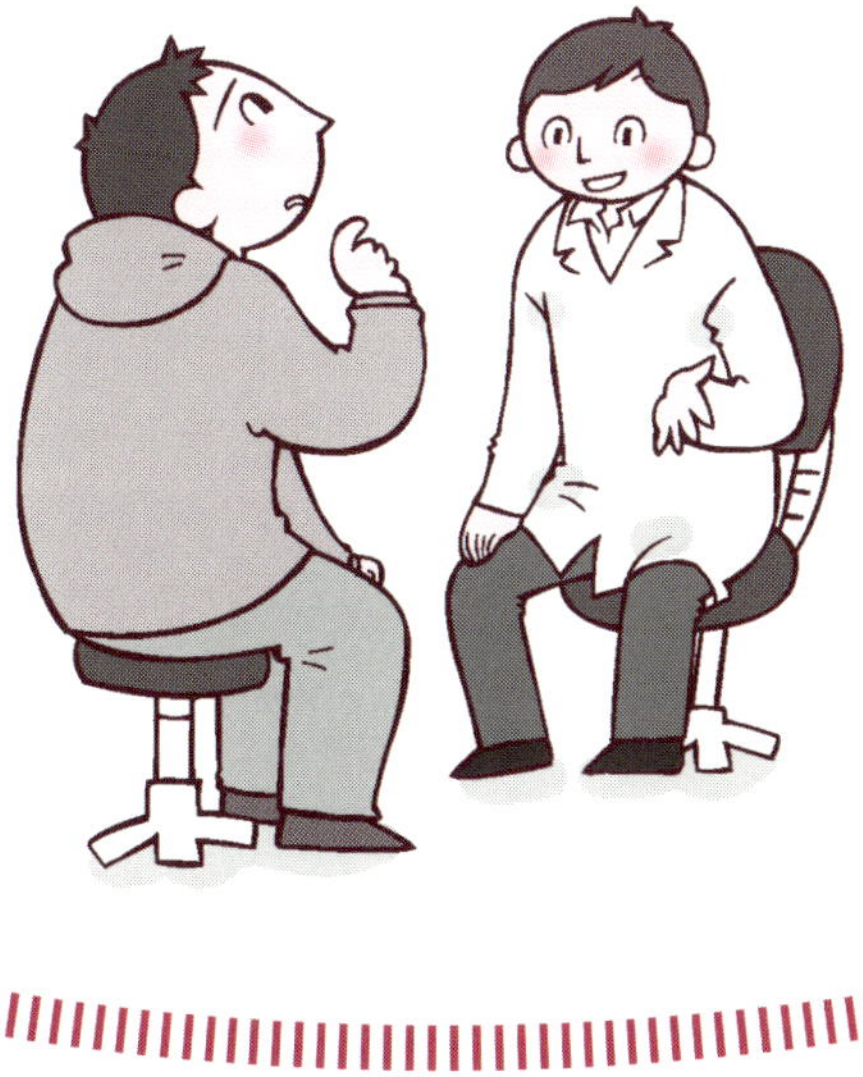

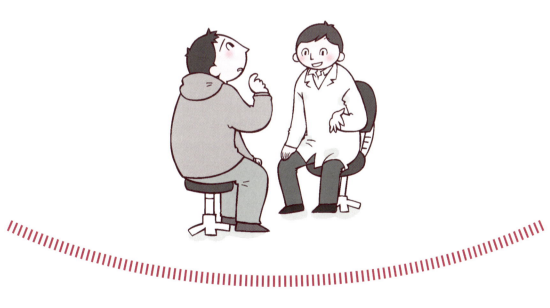

治療の流れ

診断後、定期的に通院して治療を受ける

問診や検査を受けて、ネット依存・ゲーム依存の状態がわかったら、治療を受けはじめます。定期的に通院し、カウンセリングなどを受けます。

時間をかけて治療を進めていく

問診や検査を受けると、依存の程度がわかります。その結果に応じて、医師から治療法が提示されます。依存の程度が人それぞれなので、治療の内容や通院するペースも、人によって違います。

ただ、どのような治療でも、医師にまかせるのではなく、本人や家族が主体的にとりくむことが重要だという点は変わりません。

ネット依存・ゲーム依存の治療には、特効薬はありません。依存はカウンセリングを中心とした治療で、じっくりと治していくものです。本人が「治したい」という意欲をもち、家族や医師とともに歩んでいく必要があります。

心の準備が整ったら治療スタート

問診や検査を通じて、依存という病気と向き合っていくうちに、本人の心の中で「このままではいけない」という気持ちが大きくなっていきます。そうして心の準備が整ったときに、治療をはじめることができます。

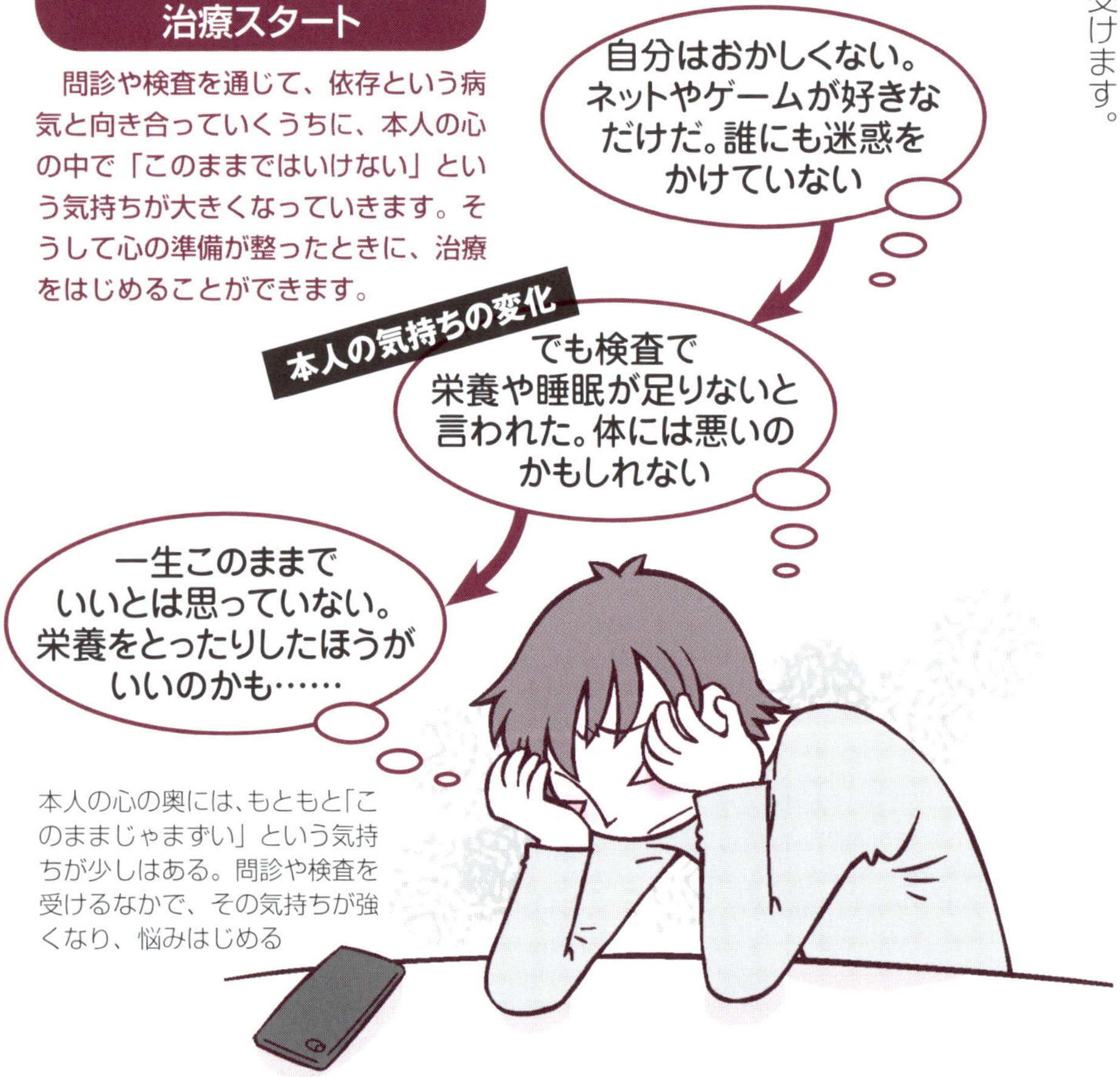
本人の気持ちの変化
自分はおかしくない。ネットやゲームが好きなだけだ。誰にも迷惑をかけていない
でも検査で栄養や睡眠が足りないと言われた。体には悪いのかもしれない
一生このままでいいとは思っていない。栄養をとったりしたほうがいいのかも……

本人の心の奥には、もともと「このままじゃまずい」という気持ちが少しはある。問診や検査を受けるなかで、その気持ちが強くなり、悩みはじめる

治療法は大きく3段階に分かれている

ネット依存・ゲーム依存の治療法は、依存の程度によって大きく3段階に分かれています。軽症のうちはカウンセリングが中心となり、症状が進むにつれて、より専門的な治療がおこなわれるようになります。

軽症の場合は カウンセリング中心

ネット・ゲームをやりすぎていても「ゲーム障害」に該当しない場合や、「ゲーム障害」に該当しても生活上の問題が少ない場合には、カウンセリングを受け、生活の見直しをはじめる。本人の治療と並行して、家族が家族会などで対応を学ぶと、回復のたすけになる。

62・72ページ参照

症状が進んでいる場合は NIPなど専門的な治療

「ゲーム障害」に該当する状態で、症状が進み、不登校などの問題が起きている場合には、認知行動療法などの専門的な治療を受ける。久里浜医療センターではそうした専門治療をNIPというプログラムでも提供している。

62～75ページ参照

重症の場合は 入院治療

「ゲーム障害」に該当する状態で、暴力や過剰な課金など深刻な問題が起きている場合には、入院治療が検討される場合もある。ネットやスマホから一時的に離れ、病院で生活を立て直す。

78ページ参照

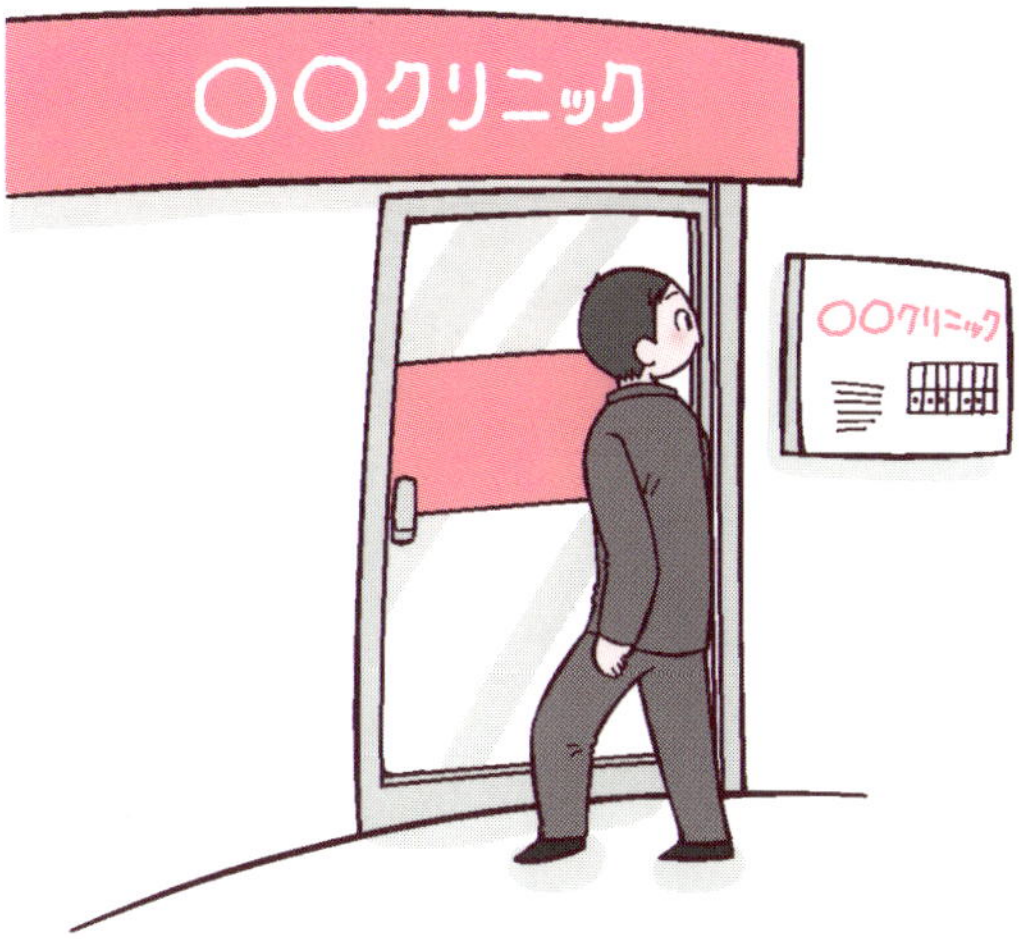

通院してカウンセリングを受け、モニタリングなどの治療法を用いて対応していくのが一般的。入院する例は少ない

薬は基本的に使わない

ネット依存・ゲーム依存の治療では、軽症でも重症でも、薬は基本的に使いません。不眠が改善しない場合などに、一時的に薬を使うことはありますが、治療の基本はカウンセリングと、本人や家族による生活改善です。

基本的な治療① カウンセリング

医師や心理士と対話し、依存を自覚する

治療の基本は、本人が医師や心理士と話をして、依存と向き合っていくことです。本人が依存を自覚できれば、具体的な対策をとれるようになっていきます。

カウンセリングが治療の基本

ネット依存・ゲーム依存は、自覚しにくい病気です。本人は、自分が危険な状態になっているとは思わずに、ネットやゲームに没頭しています。だからこそ、体調をくずしても貯金が底をついても、ネットやゲームへの情熱がエスカレートしていくのです。

その悪循環を止めるための治療の基本が、カウンセリングです。医師や心理士との対話を繰り返し、自分が依存という深刻な状態にあることを理解していきます。

本人が「自分は病気にかかっているんだ」「このままでは危ないんだ」と気づくことができれば、治療は進んでいきます。

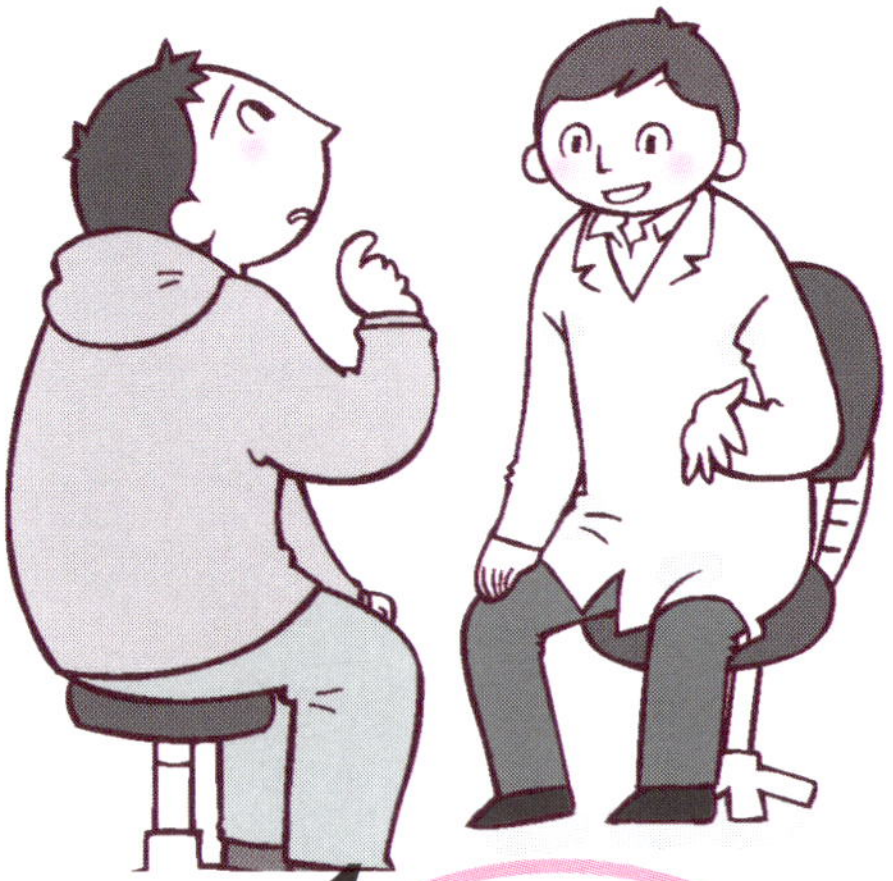

カウンセリングを受けて、病気のこと、治療のことを理解していく

カウンセリングの流れ

ネット依存・ゲーム依存の治療では、カウンセリングを定期的におこなっていきます。カウンセリングによって病気を理解し、治療にとりくんだら、またカウンセリングを受け、体調や心境、生活の変化などを確認します。

1 対話をする

医師や心理士と話をして、自分の生活を説明したり、相手の説明を聞いたりする。対話を通じて、本人は体の状態や今後の治療方針、いま受けている治療の効果などを理解していく

2 治療を進める

カウンセリングでわかったことにそって、治療を進める。モニタリングや認知行動療法などにとりくみ、ネットやゲームの利用法を見直す。その結果をカウンセリングで確認する

本人もまわりの人も理解が深まる

カウンセリングを受けることで、本人は病気や治療への理解を深めていきます。そして、同席した家族や、本人の話に耳を傾けた医師や心理士も、本人の体調や気持ち、そして依存という病気への理解を深めることができます。

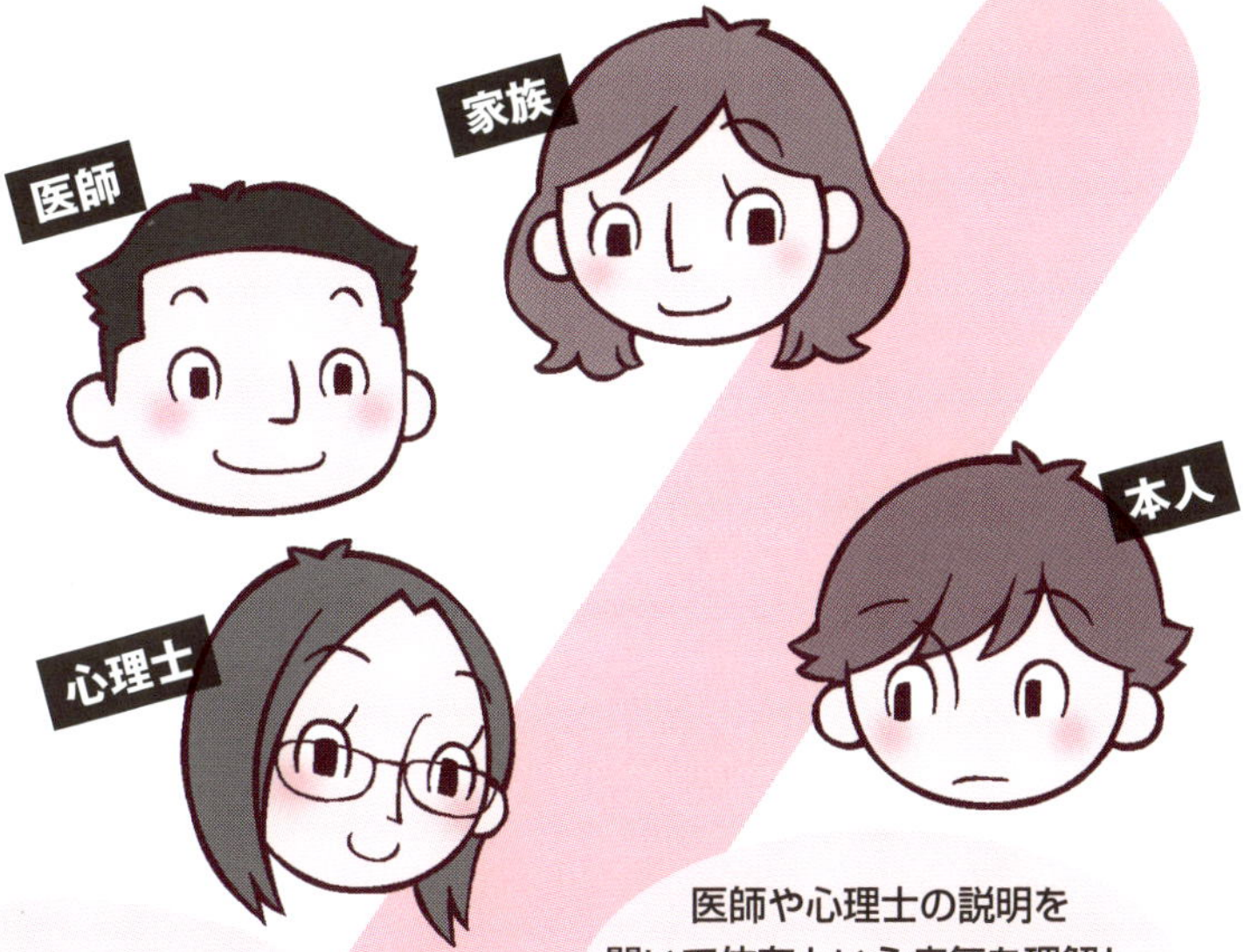

医師や心理士の説明を聞いて依存という病気を理解し、自分の状態を少しずつ自覚していく

本人のネット・ゲームに対する考え方や家族への思い、日常的なストレスなどが理解できる

自分はネット・ゲームに没頭していて、危険な状態なのだと認識できるようになっていく

本人の考えを知ることで、医師や心理士、家族の意識が変わる。本人に話しかける言葉も変わる

本人は「家族や医師、心理士が協力してくれる」と感じるようになっていく。家族や医師、心理士も「本人が治療に前向きになってきている」と感じる。互いに理解が深まる

カウンセリングを受け続けることで、本人だけでなく、治療に関わる人全員の、病気に対する理解が深まっていく

本人主体の治療をはじめることができる。家族や医師、心理士が本人の生活改善をしっかりとサポートしていける

POINT

自覚が回復への第一歩に

ネット依存・ゲーム依存では、本人が「自分はネット・ゲームに没頭している」と自覚することが、回復への第一歩となる。そのため、カウンセリングでは本人の気づきを重要視している。

基本的な治療② モニタリング

行動記録をつけてネットの影響を確認する

依存を少し自覚できてきたら、次は、どの程度依存しているのか、行動記録をとって、確認していきます。本人が自分で記録をとります。

依存の程度を具体的に書き出す

これまでにも解説した通り、依存に陥っている本人は、自分が深刻な状態になっていることを、なかなか自覚できません。

問診や検査、カウンセリングによって「このままではいけない」と感じても、依存が実際にどこまで悪化しているか、本人が自分で認識するのは難しいでしょう。

そこで、モニタリングという治療がおこなわれます。本人が自分の行動を記録し、ネットやゲームが実際に生活へどの程度影響しているのか、確認するのです。

その記録によって、依存の程度が具体的な情報となり、本人の病気への理解が進みます。

本人には影響がみえにくい

依存に陥り、ネットやゲームの利用時間が増えていっているとき、本人はその変化をあまり感じとれません。ネットやゲームの楽しさに意識が向かい、生活への影響は意識しにくい状態になっています。

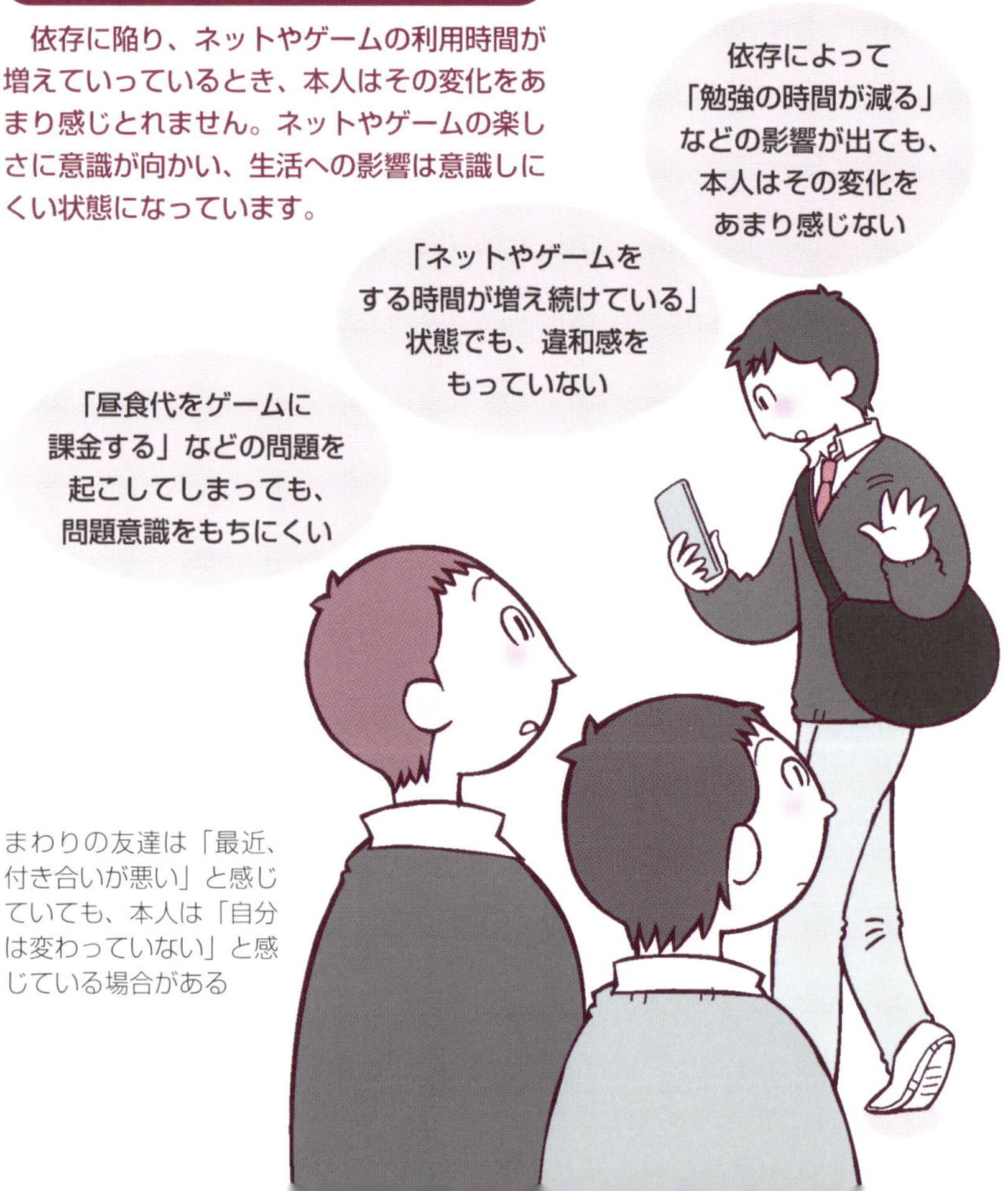
依存によって
「勉強の時間が減る」
などの影響が出ても、
本人はその変化を
あまり感じない
「ネットやゲームを
する時間が増え続けている」
状態でも、違和感を
もっていない
「昼食代をゲームに
課金する」などの問題を
起こしてしまっても、
問題意識をもちにくい

まわりの友達は「最近、付き合いが悪い」と感じていても、本人は「自分は変わっていない」と感じている場合がある

モニタリングの流れ

モニタリングとは、行動をモニター（観察）すること。本人が自分の毎日の行動を記録して、ネットやゲームが生活にどう影響しているか、観察します。記録のとり方は医師や心理士が指示しますが、本人は書ける範囲で書いていきます。

1 記録する

本人が起床から就寝までのさまざまな行動を記録する。食事や入浴、勉強、仕事、ネット、ゲームなどを何時におこなったか、書きとめる。そのときの体調や感想も書いておく

月　日（　）

時	行　動	課金
1	↓	
2	ゲーム、SNS、動画	0円
3	↓	
4	4:00 就寝。徹夜しなかった。	
5	↓	
6		
7		
8		
9		
10		
11	↓	
12	12:00 起床。頭痛。だるい。なんとなくSNS。	
13	↓ 昼食はパン。	
14	14:00 勉強。ニュースのチェック、動画。	
15	↓	
16	15:30 ゲーム	0円
17	↓	
18		
19	19:00 夕食で中断。夕食はハンバーグなど。ちゃんと食べた。	
20	19:30 ゲーム、SNS、動画	0円
21	↓	
22	22:00 シャワー。だるいので入浴しなかった。	
23	22:30 ゲーム（限定ガチャ5回分）	1,200円
24	↓	

時刻を記録するので、睡眠時間や勉強時間、ネット・ゲームの利用時間の変化がわかる

本人が無理なく書けることを書いていけばよい。内容にかかわらず、自分の生活を記録することで、自己理解が深まる

2 あとでみる

１日１枚の行動記録をとり、それが一定期間分たまったところで読み返す。ネット・ゲームの利用時間や、生活への影響を具体的に把握する

行動のメモから、食事や入浴をしなかった日の割合がわかる。健康面への影響が明確になる

課金が問題になっている場合には課金額やその目的を書きとめておくと、参考になる

体調の記録は診察時の参考になるほかに、本人が自分の健康を意識するきっかけになる

記録をとることに慣れてきたら、③の認知行動療法へ。記録をもとに、考え方や行動の見直しをはじめよう

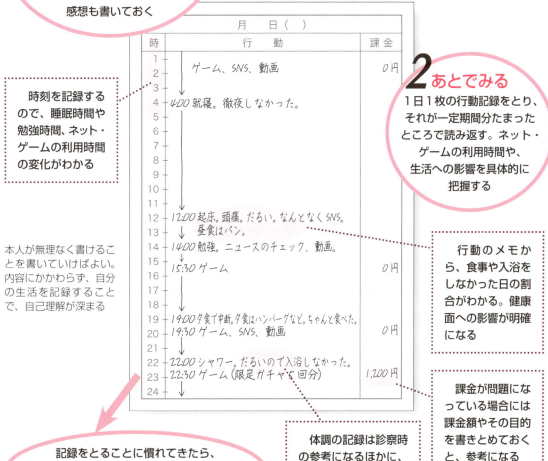

基本的な治療③　認知行動療法

確認した内容にそって考えと行動を見直す

カウンセリングやモニタリングによって自分の行動パターンが理解できてきたら、その見直しにとりくみます。認知行動療法という治療法が役立ちます。

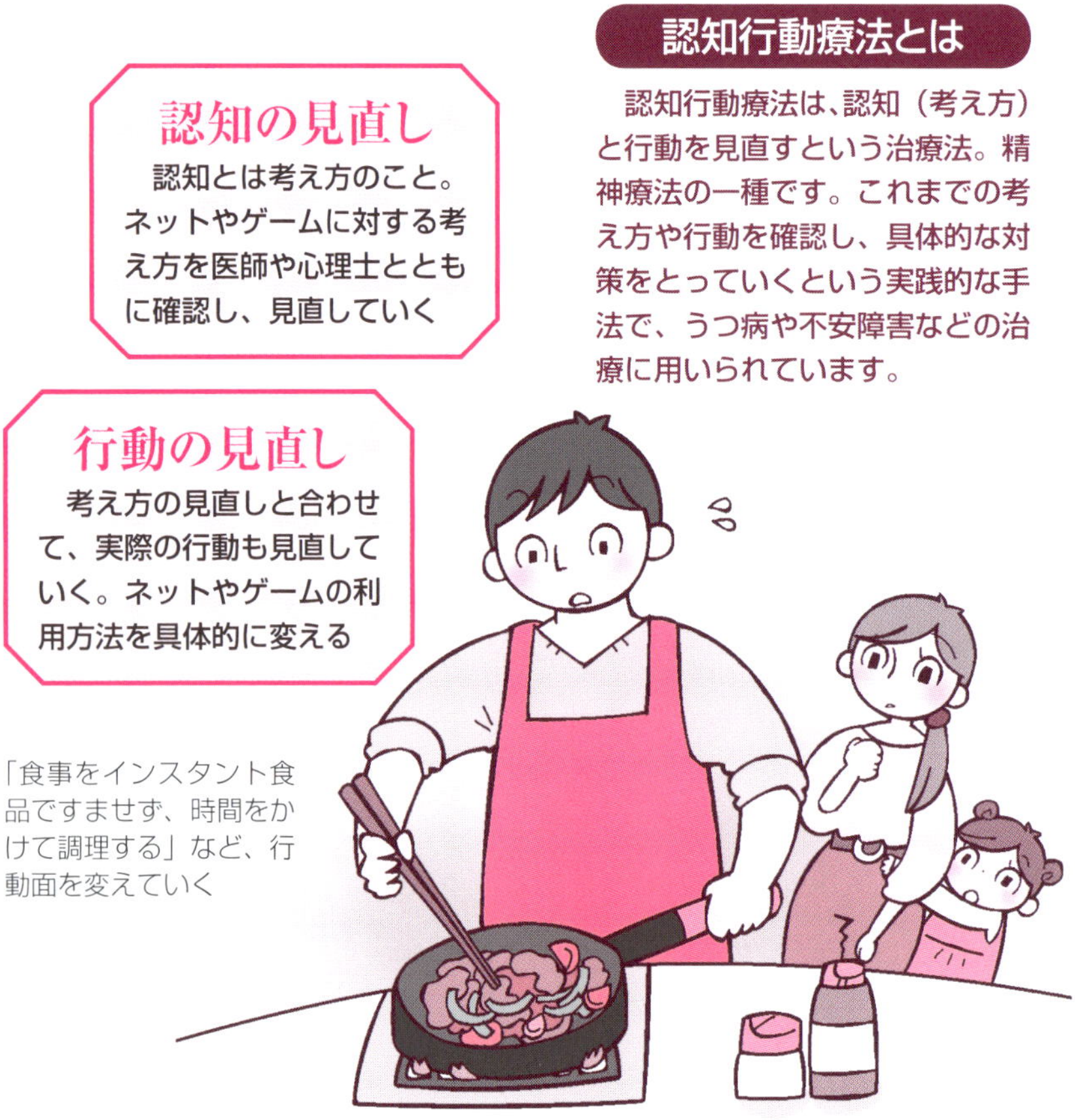

認知行動療法とは
認知行動療法は、認知（考え方）と行動を見直すという治療法。精神療法の一種です。これまでの考え方や行動を確認し、具体的な対策をとっていくという実践的な手法で、うつ病や不安障害などの治療に用いられています。
認知の見直し
認知とは考え方のこと。ネットやゲームに対する考え方を医師や心理士とともに確認し、見直していく
行動の見直し
考え方の見直しと合わせて、実際の行動も見直していく。ネットやゲームの利用方法を具体的に変える

「食事をインスタント食品ですませず、時間をかけて調理する」など、行動面を変えていく

考えや行動の優先順位を変える

カウンセリングやモニタリングによって日々の生活を確認していくと、本人にも、医師や心理士にも、ネットやゲームによって起きている問題点がみえてきます。

そのなかから本人がとくに問題だと感じる点を、治療によって解消していきます。認知行動療法という手法を使って、本人は医師や心理士とともに、自分の考えや行動の妥当性を検証します。

そして考えや行動の優先順位をつけ直し、その結果にそって、生活を実際に見直していきます。

姿のみえにくい依存という問題に、具体的に対処していくことができる治療法です。

認知行動療法の流れ

まずは本人が医師や心理士と対話し、自分の考え方や行動を検証します。そして、本人が問題だと感じている部分の見直しをはじめます。行動面を具体的に変えていきながら、医師や心理士との対話も繰り返し、考え方のゆがみも調整していきます。

1 医師や心理士との対話

対話を通じて、医師や心理士が本人の考え方や行動の特徴を把握し、その内容を本人と共有する。本人から「週末が待ち遠しい」「とくに用がなくてもネットやゲームを立ち上げてしまう」などの率直な言葉が出る。この過程で、本人の人となりが医療スタッフに伝わる

2 行動面の具体的な見直し

行動パターンのなかで、本人が問題だと感じている部分を見直していく。行動を「優先的にする活動」「日常的な活動」「楽しい活動」などに分け、優先順位をつけ直してみる。この過程で、ゲーム以外の活動が増えていく

3 考え方の具体的な見直し

行動の見直しと合わせて、考え方の見直しもおこなう。本人のネットやゲームに対する考え方と、その根拠を確認。本当にそういえるかどうか、ほかの考え方はないのか、本人と医師や心理士で検証していく

「仕事中でも短時間ならゲーム OK」と考えるなど、依存の人には考え方のゆがみがみられることが多い

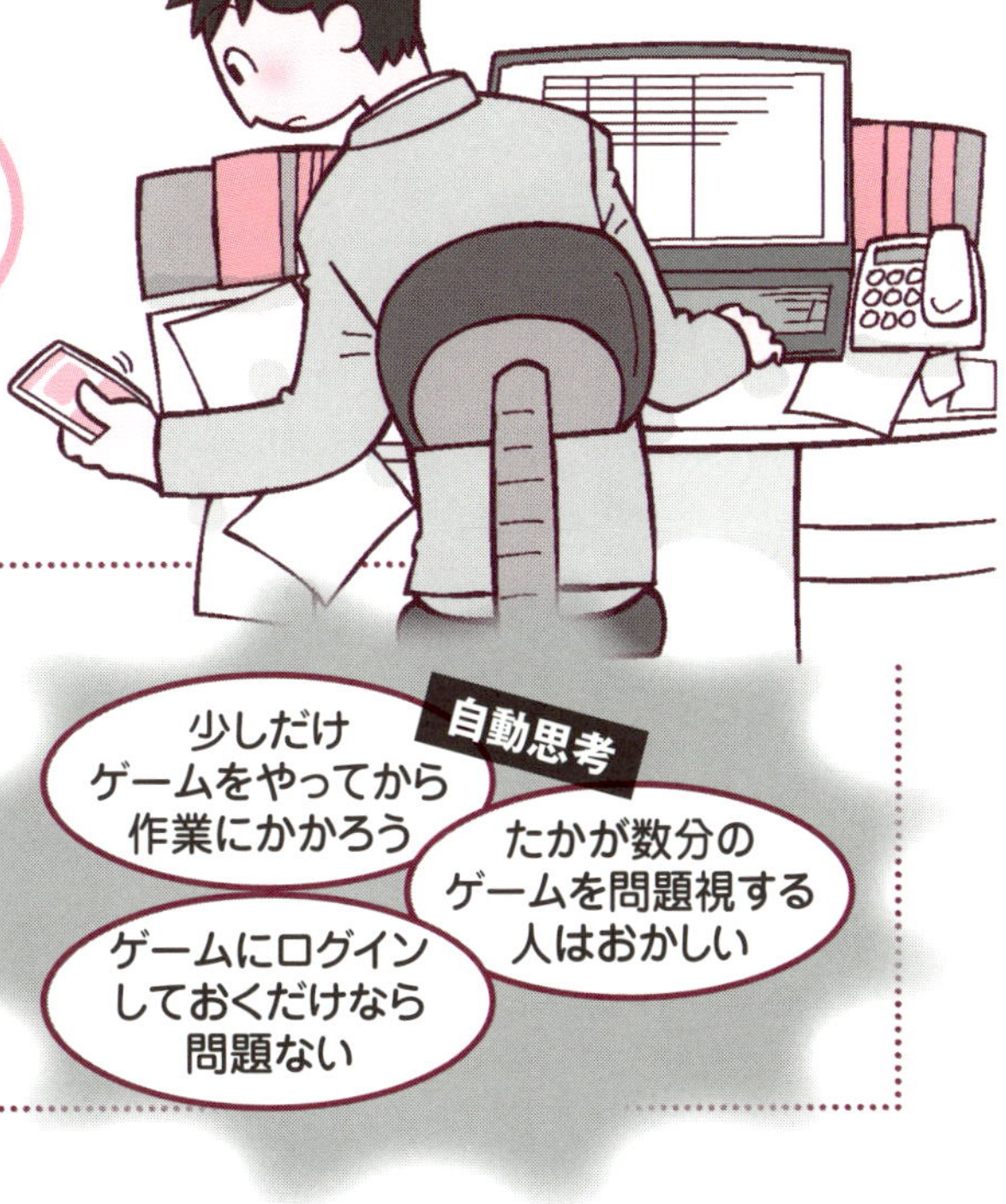
自動思考
少しだけゲームをやってから作業にかかろう
たかが数分のゲームを問題視する人はおかしい
ゲームにログインしておくだけなら問題ない

「自動思考」を修正していく

考え方を見直すときに重要なのが、無意識に浮かんでくる「自動思考」を、本人自身が認識すること。依存が進むと「ゲームをしても問題ない」「このくらいは正常」といった考え方が定着し、自分の考えに違和感をもたなくなっていく。その考え方のゆがみを確認し、修正していく。

基本的な治療④ 運動習慣

ジョギングや水泳などの運動をとり入れる

軽い運動をすることが、ネット依存・ゲーム依存の治療につながります。運動中はネットやスマホから離れることができるからです。

運動習慣の流れ

ネット依存・ゲーム依存の治療では、行動の見直し方の例として、運動習慣を本人にすすめることがあります。運動する習慣をつけ、ネット・ゲームをしていた時間の一部を運動に置きかえると、それだけでも行動パターンは変わっていきます。

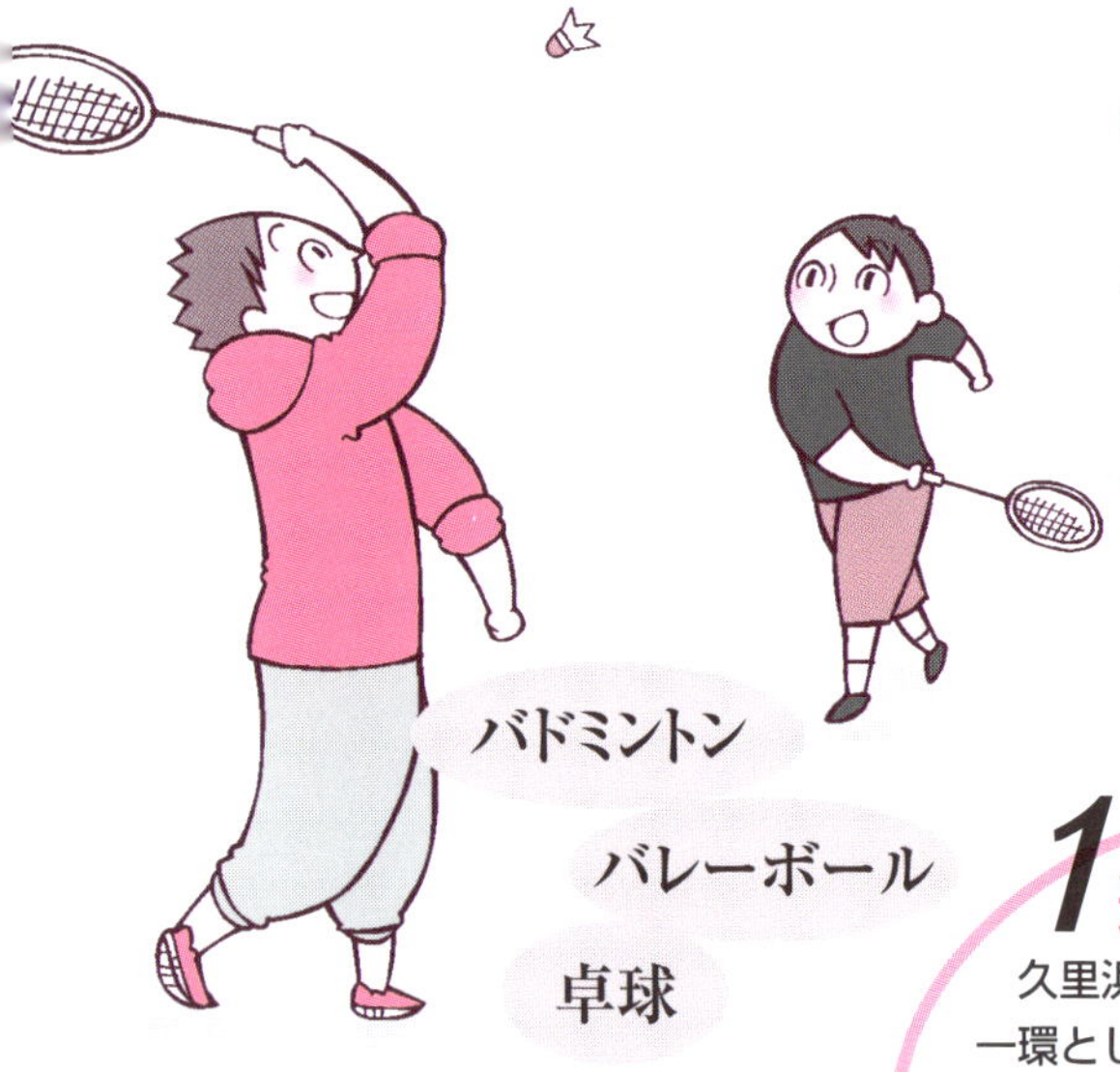

バドミントン
バレーボール
卓球

通院している患者さんどうしで、バドミントンやバレーボールなどの運動をおこなう。運動習慣をもつことのきっかけになる

1 運動を体験する

久里浜医療センターでは、治療の一環として本人がバドミントンなどの軽い運動を体験する場合がある。依存に陥って体をあまり動かしていない人や人と接することが減っている人には、運動・対人関係のリハビリのような効果がある

2 日常的な習慣に

軽い運動を、家庭生活でも習慣化していく。ジョギングや水泳など、自分のペースでできることをおこなうとよい。種目や運動量に決まりはない。本人の好きなこと、とりくみやすいことを実践する

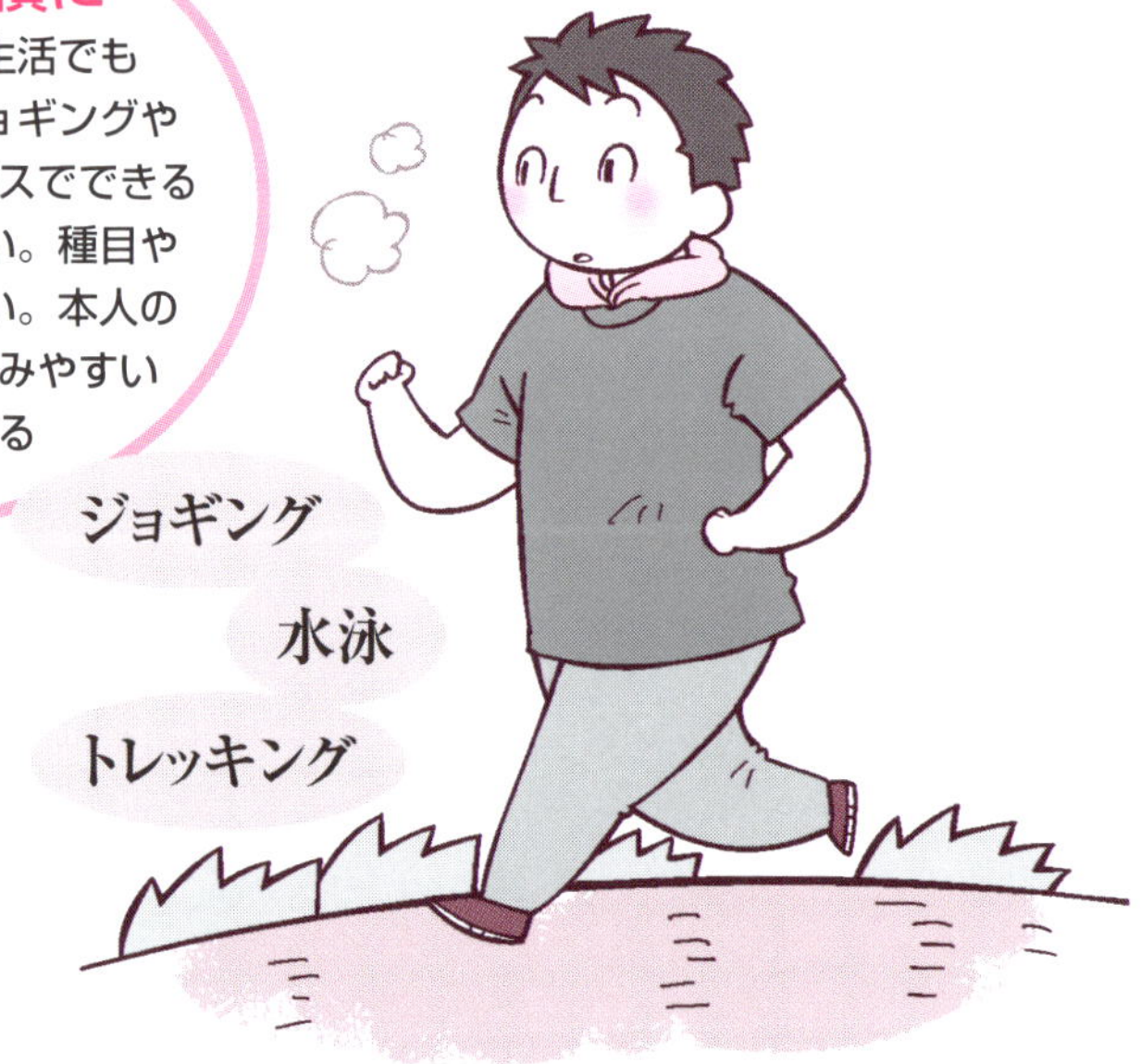

ジョギング
水泳
トレッキング

日常生活に、運動する習慣をとり入れる。自宅の周囲を軽くジョギングするだけでもかまわない

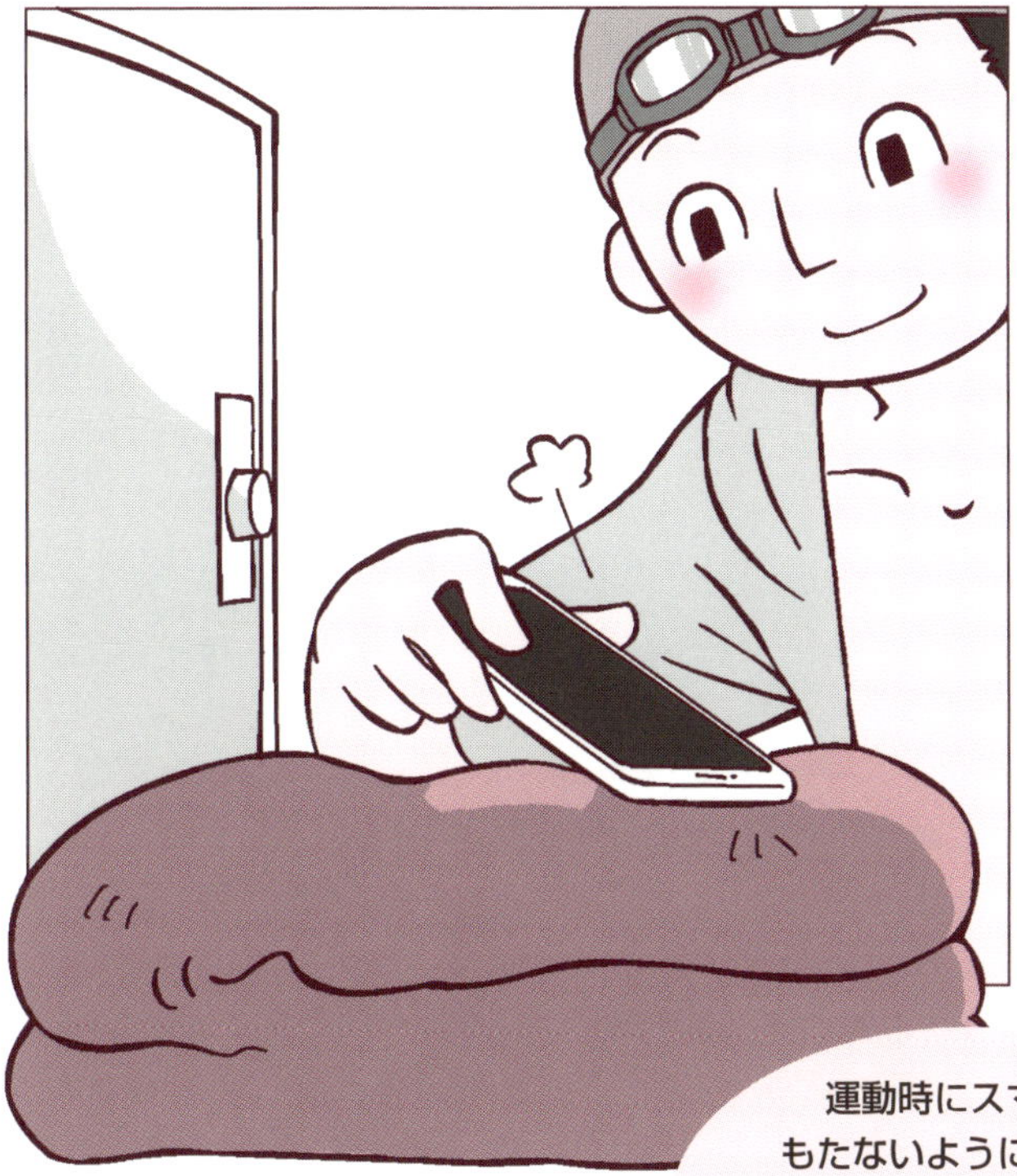

水泳の前に、スマホをロッカーへ。
1〜2時間でもネットから離れることが治療につながる

運動習慣の3つの効果

運動習慣には生活リズムと体力を整え、ネット・ゲームの利用時間を減らすという３つの効果があります。運動中、スマホを使わないことがポイントです。

運動によって生活リズムが変わる。曜日や時間帯を決めて運動すると、生活全体にメリハリができ、食事や睡眠などの習慣も落ち着く

体力づくりにつながる。ネットやゲームの依存によって体力が落ちていた人は、基礎的な体力をとり戻すことができる

運動時にスマホをもたないようにすれば、運動中はネットやゲームから物理的に離れることができる。利用時間を減らせる

好きな運動を週に1回はじめる

運動は種目を問わず、ネット依存・ゲーム依存からの回復に役立つものです。久里浜医療センターでは、それを本人に伝えたり、実感してもらったりするために、運動を治療にとり入れています。

生活が乱れて困っている人は、好きな運動を週に1回おこなってみましょう。それだけでも、生活習慣は変わっていきます。

運動が苦手ならアートでもよい

運動が苦手な人や嫌いな人、体調不良やケガで動けない人は、ほかの活動をとり入れましょう。絵画などのアートやチェスのように運動以外の活動でも、生活習慣を見直すことができます。

ネット・ゲームの時間を置きかえられる活動で、パソコンやスマホなどのネット端末を使わないことなら、体力づくり以外は運動と同様の効果が得られます。

基本的な治療⑤　集団精神療法

グループで話し合い、改善のヒントをつかむ

ネットやゲームをやめることの本当の難しさを知っているのは、医師や家族ではなく、本人です。当事者どうしの話し合いから、生活改善のヒントを得られる場合があります。

同じ立場の人と話し合いをする

　治療を進めるなかで、医師や心理士だけでなく、依存に悩む仲間の話を聞くこともあります。依存の当事者どうしで集まり、ディスカッションをするのです。

　同じ立場の人の話を聞くと、それを鏡のようにして、自分の身を省みることができます。ほかの人の話に共感できる場合もあれば、違和感を覚える場合もあります。

　当事者の声だからこそ、他人事ではなく、自分にも通じる話として身近にとらえ、よく考えることができるのです。

　医師や心理士によるカウンセリングとは、また違った効果が期待できます。

グループディスカッションの流れ

　診察や治療が進み、自分の状態を落ち着いて話せるようになってくれば、当事者どうしのグループディスカッションに参加することもできます。ほかの当事者と体験を語り合い、今後の治療を考えていきます。

1 当事者どうしで話す

ネット依存・ゲーム依存に苦しんでいる当事者どうしで病院などに集まり、お互いの状況を話す。医師や心理士が司会を務め、話し合いを見守る

2 ヒントをつかめる

医師や家族の助言とは違う視点で、依存から抜け出すためのヒントをつかめる。当事者ならではの話や率直な気持ちが聞ける

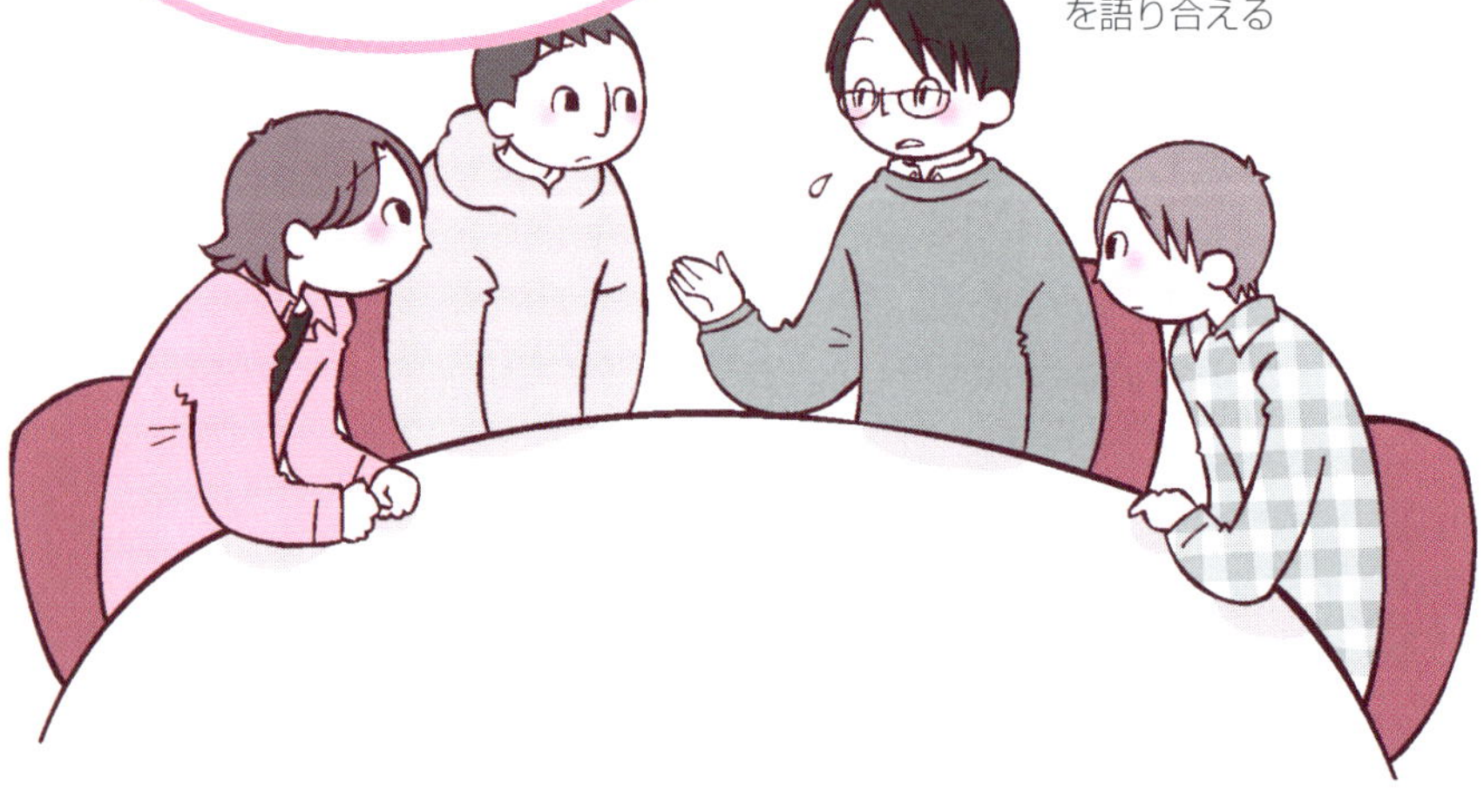

「深夜はやめる」「休日はやめる」「特定のゲームはやめる」など、実際に試してみた対策を語り合える

気づきは変化していく

グループディスカッションでは、当事者がネットやゲームのよい面・悪い面などを語り合い、お互いの話から気づきを得ます。最初はネットに肯定的な話をしていても、徐々に悪い面にも気づいていきます。

ネットやゲームのよい面は話に出やすい

- 趣味の合う相手と深いコミュニケーションができる
- ネット・ゲームを通じてたくさんの友達ができた
- 単純に楽しい。日頃のストレスを解消できる
- 知識やスキルを発揮できて、人に頼りにされる
- ネット・ゲームでは自分の気持ちを出しやすい

よい面として出てくるのは、多くがネット上での出来事。現実的にはよいことがそれほど起きていないことがみえてくる

悪い面は人の話を通じて理解できていく

- 体力が落ちた。勉強などへのやる気も弱くなった
- 学校などのオフラインの友達は減った
- ネット・ゲームで認めてもらえないのもストレス
- 学校やアルバイト、会社などを休んでいる
- 小遣いをネット・ゲームに使いこんでいる
- ネット・ゲームに時間を使いすぎている

話し合っているうちに、ネット・ゲーム上での達成感が現実的な生活につながっていないこと、現実的には人間関係や健康面、金銭面に悪影響が出ていることがみえてくる

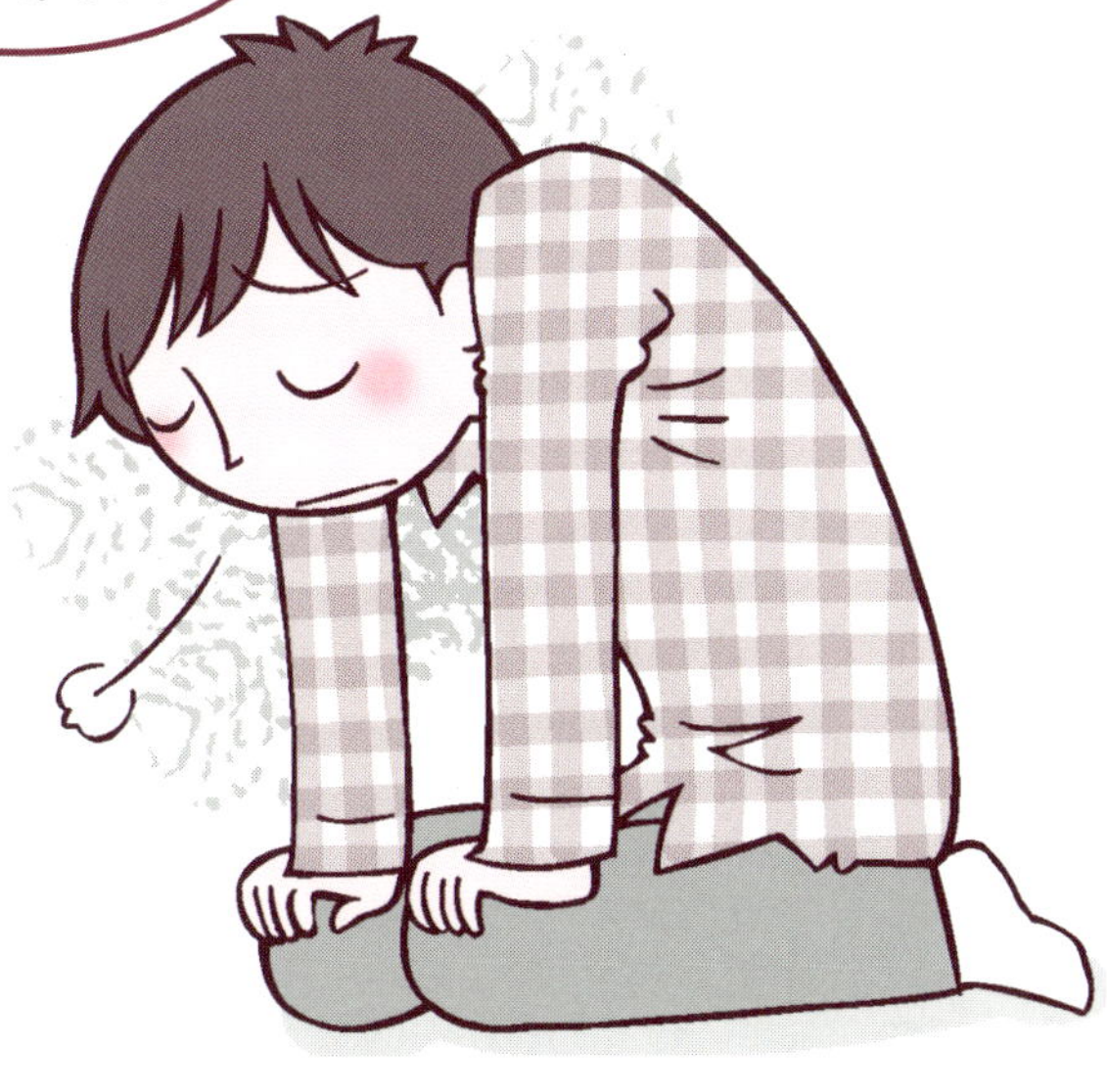

ほかの人の話を聞いているうちに、自分が失ったものの大きさに気づいていく

基本的な治療⑥　家族会

家族もネット依存のことをよく理解する

ネット依存・ゲーム依存の治療には、家族の参加が欠かせません。家族が診察に同席したり、家族会に参加したりして、依存を理解することが、本人の治療の支えとなります。

家族会の流れ

久里浜医療センターでは、依存に悩む人の「家族会」が定期的に開催されています。家族だけが集まって、日頃の思いを語り合います。ここでは久里浜の例を紹介していますが、家族がルールを守って語り合うという点は、どの病院でも基本的に共通しています。

テーマの例

- オンラインゲームとスマートフォン
- 暴言・暴力への対応
- 合併症について
- ネット依存の症状・治療・回復
- 10代の自己の発達

1 テーマがある

「暴言・暴力」「合併症」など、毎回テーマが設定されている。そのテーマにそって、医師や医療スタッフが説明をおこなう。そのあとに家族どうしで自由に対話をする時間がある

ルールがある

お互いの生活やプライバシーを守るため、ルールが設定されている。ルールのなかで個人情報の流出などを恐れず、安心して語り合うことができる

ルールの例

- 個人情報を口外しない
- 参加者を批判しない
- 会場外では電話などでやりとりをしない

2 一定の枠組みで話し合う

テーマやルールがあるため、参加した家族は自分の思いや状況を話しやすい。また、医師や心理士などスタッフも同席するため、知識が適切かどうか、その場で確認できる

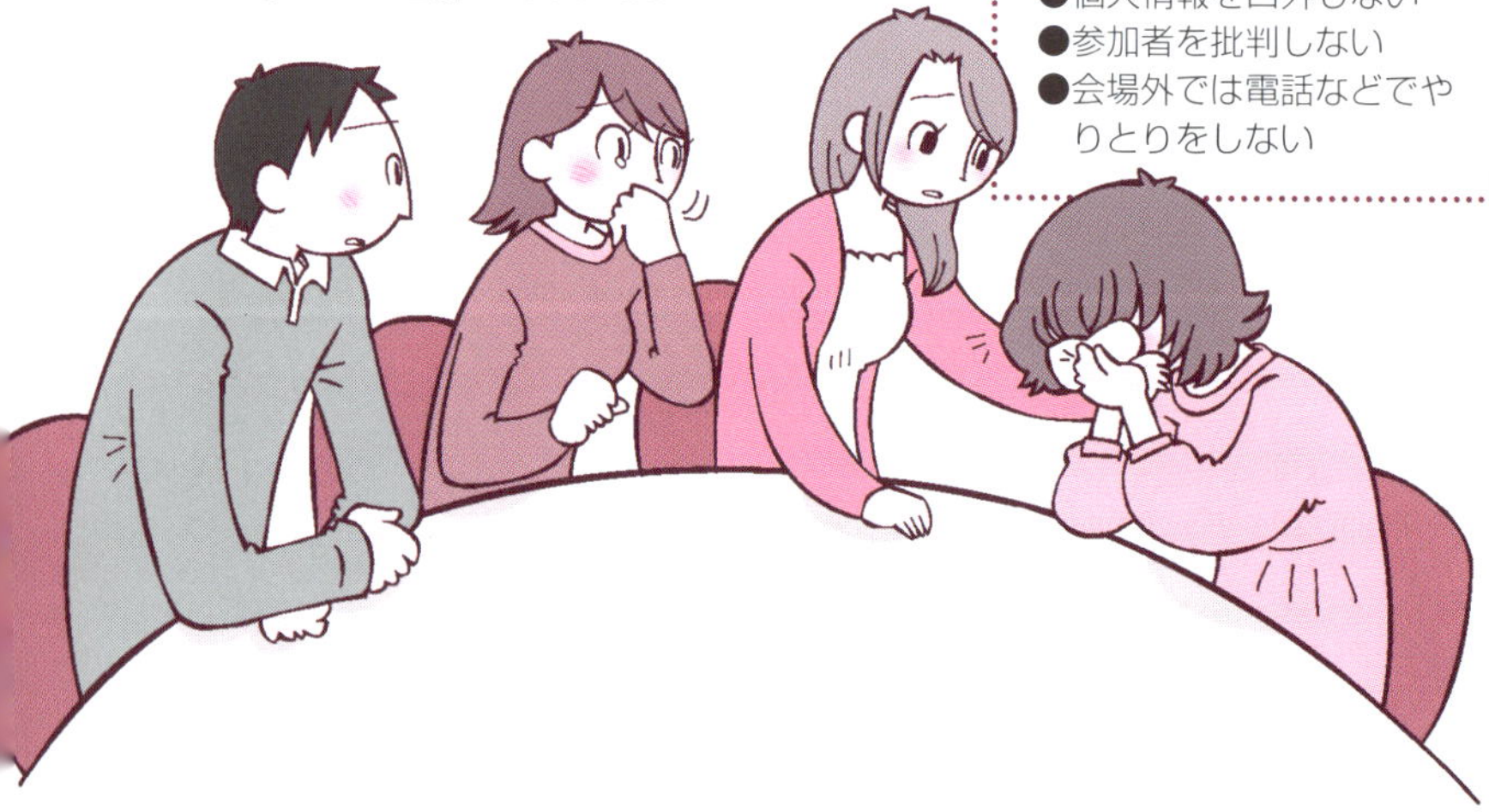

自分の境遇をうまく話せなくても、誰からも批判されない。「それは大変でしたね」などと理解してもらえる

家族にも対話の場が必要

ネット依存・ゲーム依存は、本人が自覚しにくい病気です。そのため、受診をするにも通院を続けるにも、家族の支えが必要です。

しかし、自覚のない本人を支え続けるのは、家族といっても簡単なことではありません。本人に反発されたり暴言を吐かれたりすることもあります。

家族にも、つらい気持ちを語れる場が必要です。

交流によって孤独感がやわらぐ

家族会は、ひとときの安らぎになり得る場です。ほかの家族と語り合うことで、つらいのは自分だけではないと感じ、孤独感をやわらげることができます。

また、短い時間でも本人のそばから離れ、本人には言えないさまざまな思いを語ったり、人に受け止めてもらったりすることが、家族にとっては癒やしになります。

家族全体が変わっていく

家族会に参加すると、依存にもさまざまなタイプがあり、必ず対処法はあるということがわかってきます。不安が軽減し、対応のヒントがつかめます。そうして家族が変わると、本人も変わります。家族全体がよい方向に変わっていくのです。

家族の間に自然な会話が増えていく

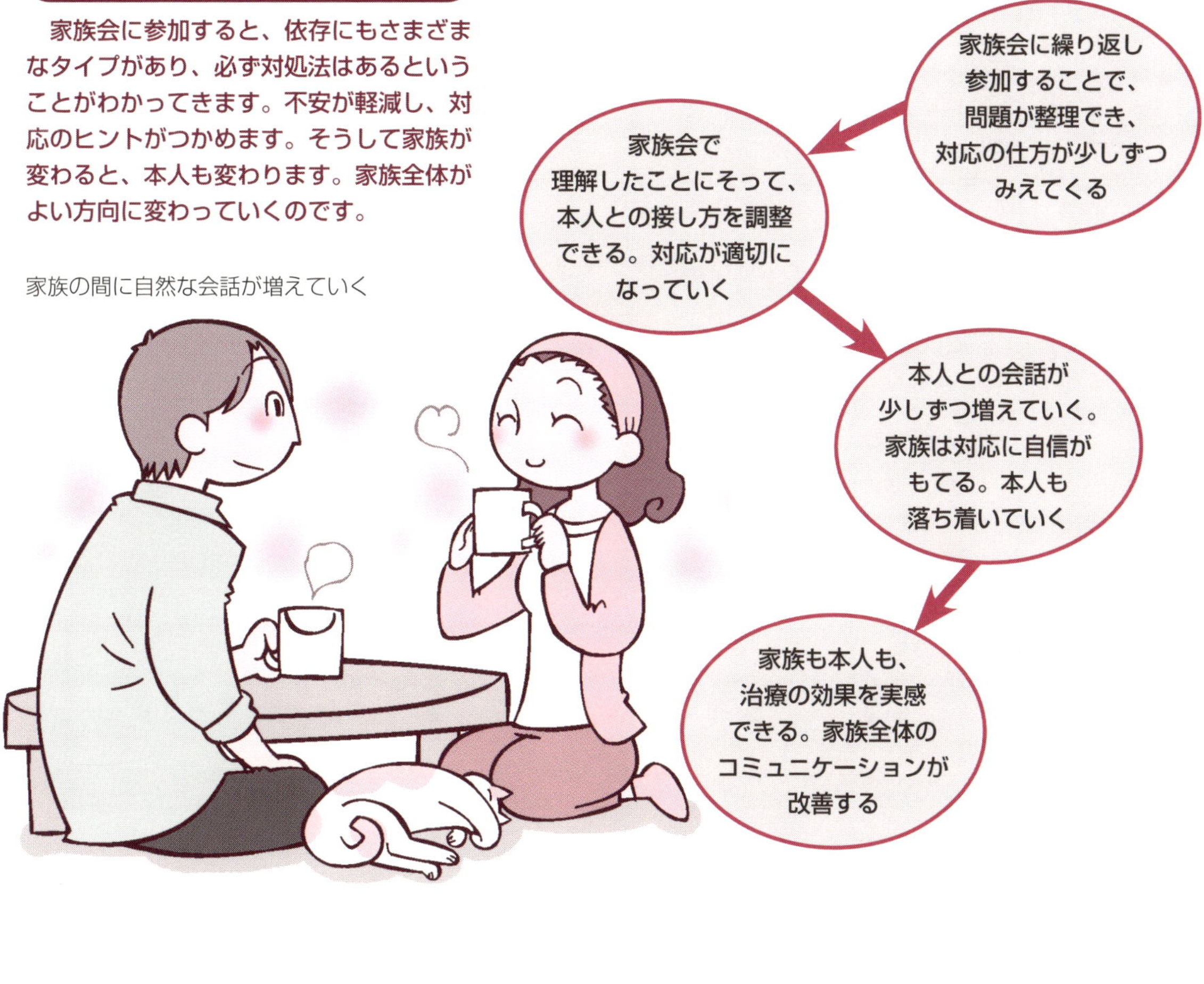

家族会に繰り返し参加することで、問題が整理でき、対応の仕方が少しずつみえてくる
家族会で理解したことにそって、本人との接し方を調整できる。対応が適切になっていく
本人との会話が少しずつ増えていく。家族は対応に自信がもてる。本人も落ち着いていく
家族も本人も、治療の効果を実感できる。家族全体のコミュニケーションが改善する

最先端の総合的治療

久里浜医療センターの 治療プログラム「NIP《ニップ》」とは

ネット依存・スマホ依存に長く
とりくんできた久里浜医療センターには、
その成果を総合的に組み合わせた「NIP」
という専門的な治療プログラムがあります。

NIPでなにができるのか

NIPは、本人がセンターに通院し、半日ほどかけて参加する治療プログラムです。本人はネットやゲームから一時的に離れて、運動や食事、雑談などをしながら、自分らしさを再発見していきます。

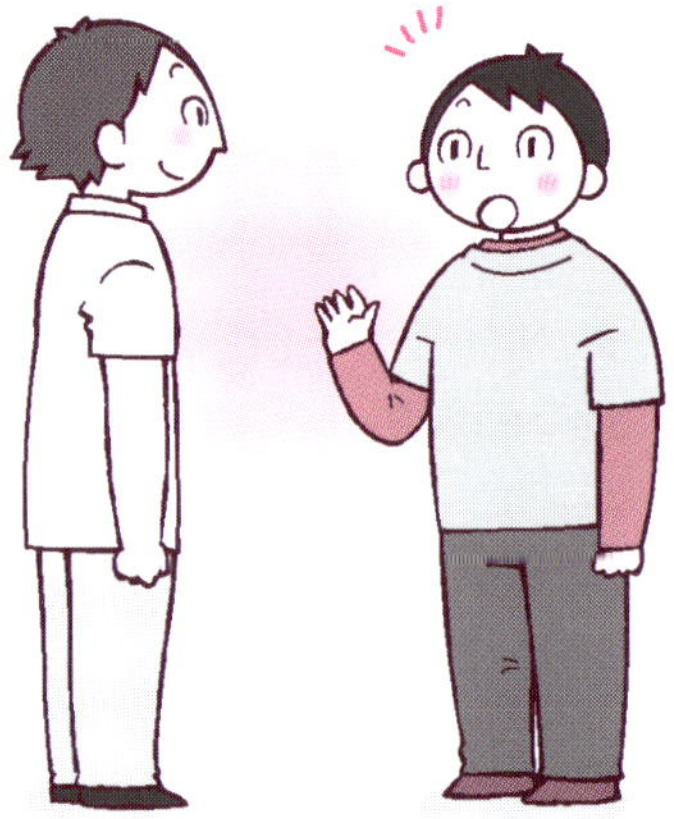

NIPでは対人コミュニケーションの練習などをおこなう

新しいスキルを習得する

依存が長く続くと、対人関係が苦手になる人が多い。そこでNIPでは、本人がコミュニケーションスキルを練習によって新たに習得し、依存から回復したあとの生活に備える

アイデンティティを見直す

ネットやゲームから離れ、運動などを通じてほかの人と何気なく関わることで、ネット・ゲームに没頭していない自分を再発見することができる。アイデンティティが更新される

プログラムが体験できる

スキルの習得やアイデンティティの見直しを、治療プログラムの枠組みのなかで体験できる。自分を変えようと意識しなくても、自然に変わっていける

New **I**dentity **P**rogram
新しい　自分をみつける　プログラム

NIPの流れ

NIPは原則的に週1回のプログラムです。参加者は朝9時半にセンターへ集合し、それから15時すぎまで、医師や医療スタッフとともに、さまざまな活動をして過ごします。NIPへの参加を繰り返すことで、ネット・ゲームをしない行動パターンを習得していけます。

1日のスケジュールの例

9:30〜	ミーティング。医師や医療スタッフ、参加者が集まり、その日の予定を確認する
10:00〜	午前中はスポーツをおこなう場合が多い。チェスなどを楽しむ場合もある。参加者は活動を通じて、体力が低下していることや、対人関係が苦手になっていることなどを実感する
11:30〜	昼食。参加者だけでなく、医師や医療スタッフも同席する。参加者は大勢での食事、何気ない雑談などを体験し、日頃の食事との違いを感じとる。食後にはグループディスカッションがおこなわれる
13:00〜	午後は、集団での認知行動療法や対人関係のトレーニングなどにとりくむことが多い。ほかの参加者といっしょに生活の見直し、対人行動の確認・練習などをおこなう
15:00 〜	ミーティング。医師や医療スタッフ、参加者が集まり、半日の活動を振り返る

活動内容の例

- ●バドミントンや卓球などの運動
- ●トランプやチェスなどアナログのゲーム
- ●絵画や陶芸、革工作などの作業
- ●参加者どうしのグループディスカッション
- ●雑談や面接、接客などの対人トレーニング
- ●医療スタッフによる治療法などのレクチャー

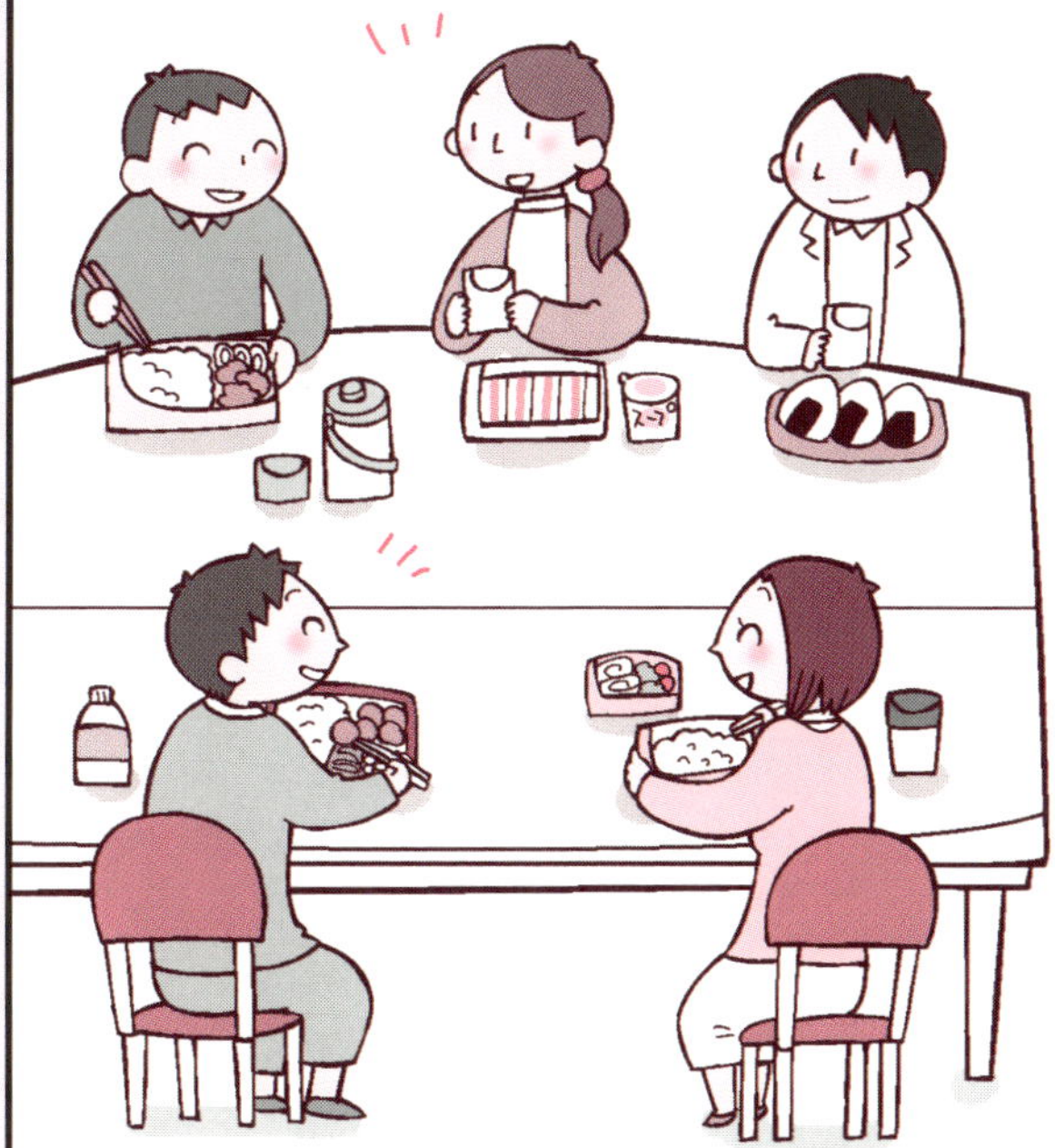

医師や医療スタッフも食事に同席。診察室では緊張して聞けなかったことを、食事のついでに聞けたりする

特別な治療① 治療キャンプ

キャンプで1週間の「スマホ断ち」をおこなう

ネットやゲームから離れて、数日間の合宿をおこなうという、キャンプ形式の治療法があります。定期的な通院治療とは違う、特別な治療法です。

治療キャンプの流れ

キャンプ形式の治療にはさまざまなものがありますが、ここでは久里浜医療センターが年に１回程度開催している治療キャンプを紹介します。依存に悩む当事者が十数名集まり、約１週間、宿泊施設で寝食をともにします。

1 キャンプに参加する

通院治療では生活がなかなか立て直せない場合に、医師と家族、本人で治療キャンプへの参加を検討する。本人が目的をもって参加することが重要。初日はオリエンテーションや施設見学からスタート。初日のみ家族も同行し、家族会に参加するという場合もある

6時	9時	12時
●起床 ●部屋の整理整頓 ●朝の会 ●朝食 ●医療スタッフによる集団認知行動療法（参加者がグループになり、医師や心理士の司会のもとで体験などを語り合う）	●ネット依存に関するレクチャー ●野外アドベンチャー ●ウォークラリー ●トレッキング ●アスレチック ●野外炊事　など（ピザ、流しそうめんなど昼食の準備）	●昼食

スマホを持たずに仲間とキャンプ

治療キャンプの参加者は、1週間程度、ネット・ゲームから離れて生活します。医療スタッフはそのために宿泊施設や、キャンプ中の各種プログラムを用意します。多くの準備を必要とするため、久里浜医療センターでは年に1回程度の開催となっています。

キャンプにはほかに、NPO法人などが開催しているものもあります。ネット・ゲームから離れて1日から数日程度の時間を過ごすことができるというものです。

あくまでも体験的なもので、治療ではありませんが、医師と相談のうえで参加を検討してもよいでしょう。

キャンプ中は日誌を使って、自分の１日の行動や感想などを書きとめる。レクチャーされた内容やカウンセリングでわかったことなどを書くのもよい

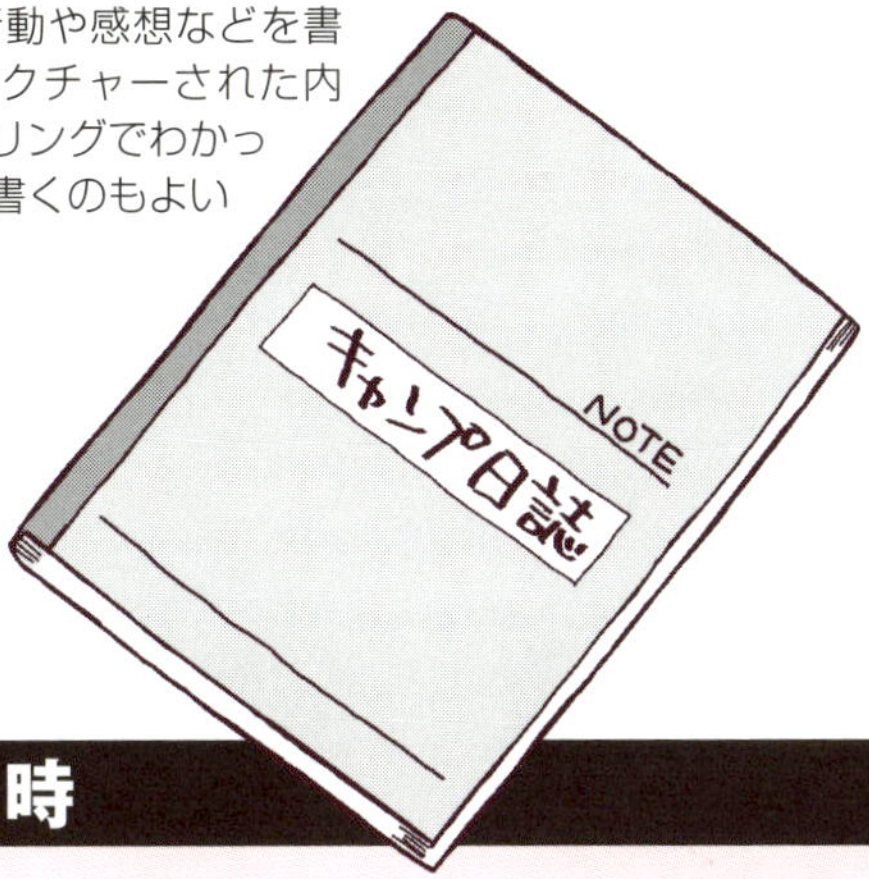

１日の流れは以下のようなものだが、時刻は多少前後する。また、日中の活動内容は日によって大きく異なる。野外で自分たちで炊事をする日もあれば、トレッキングなどに行き、食事は用意されたものをとるという日もある

15時

- フリータイム
- 創作活動（雑貨製作など）
- 対人トレーニングなどのワークショップ
- 個人カウンセリング
- 野外炊事　など
（カレー、バーベキューなど夕食の準備）
- 夕方の会

18時

- 夕食
- 洗濯
- 入浴
- 医療スタッフによる個人認知行動療法
（参加者が個々に医師や心理士と話し合い、自宅での生活やキャンプでの様子などを振り返る）
- フリータイム
- キャンプ日誌の記入

21時

- 整理整頓
- 就寝

2 約１週間後に帰宅する

キャンプによって期間は違うが、久里浜の場合、約１週間で終了。最終日には参加者たちが施設を清掃し、荷物をまとめて解散する。迎えにきた家族が家族会に参加する場合もある

参加後にはネット・ゲーム利用時間が減る

治療キャンプ参加者に後日、アンケートをとってみると、キャンプ参加以降、ネット・ゲームの利用時間が減ったという結果が出ました。参加者は毎年十数名と、まだ少数ではありますが、今後の参考になる数字です。

	参加前の1週間のゲーム利用時間	参加後の1週間のゲーム利用時間
2014年参加者	週71.1時間	週41.3時間
2015年参加者	週57.4時間	週35.5時間

三原聡子、北湯口孝、樋口進『精神医学』2017より

特別な治療② 入院治療

重症例では2カ月程度の入院が検討される

ネット・ゲームへの依存が重症化し、通院治療では回復が見込めない場合には、入院治療が検討されます。ただし、入院は2カ月程度で、長期的なものではありません。

ネットのない環境で生活を立て直す

ネット依存・ゲーム依存の治療は、基本的には通院治療としておこなわれます。入院が検討されるのは、ごく少数です。

また、家族が依存の問題に苦しみ、入院治療を希望していても、本人が希望しない場合には、入院できません。本人が自分の状態の悪さを自覚し、ネット・ゲームのない環境で治療することを希望した場合にのみ、例外的におこなわれるのが、入院治療です。

なお、入院治療は久里浜医療センターなど、限られた医療機関でのみ実施されています。実施機関が少ないという点でも、限定的な治療法といえます。

重症と考えられる基準

通院治療や家庭での対応には限界があり、生活を一度立て直す必要があると考えられる場合に、入院治療が検討されます。健康面や金銭面がコントロールできなくなっていることなどが、ひとつの基準となります。

ネット・ゲームへの課金を少し注意しただけで、教科書などを投げつけられてしまうなど、暴力がみられる

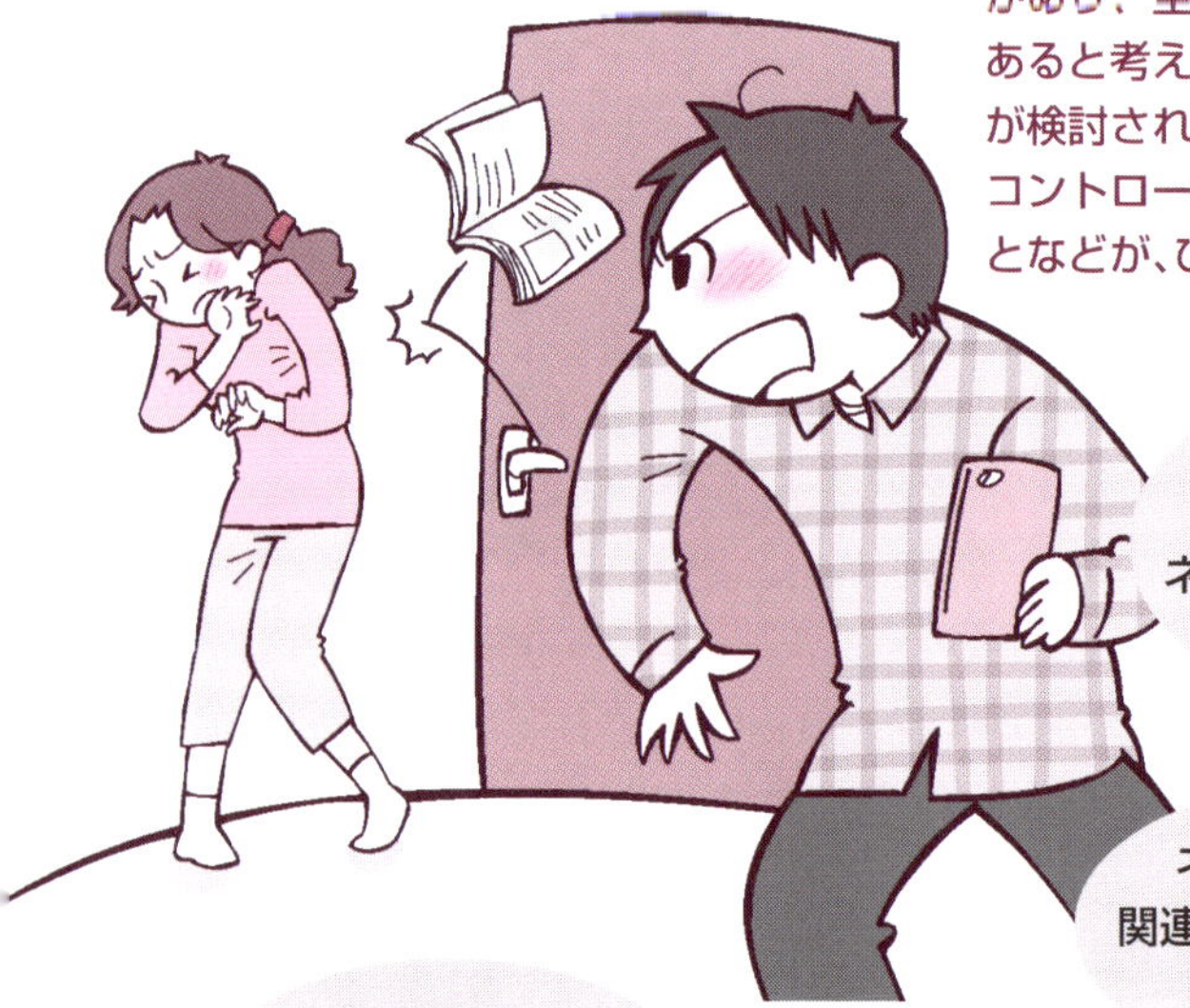

治療を受けても、自室にひきこもってネット・ゲームに没頭する生活が変わらない

ネット・ゲームに関連して、激しい暴言・暴力がみられる

生活習慣が乱れ、不眠や昼夜逆転、低栄養状態などの問題が深刻になっている

行動記録をとっても、ネット・ゲームへの課金がエスカレートしていく

入院治療の流れ

ネット依存・ゲーム依存の入院治療は、生活習慣を立て直すという目的で、あらかじめ期間を決めておこなわれます。入院中はネット・ゲームから完全に離れて、NIP（74ページ参照）などの治療を受けます。一定期間が過ぎたら退院し、通院治療に切り替えます。

1 入院スタート

通院治療では改善できない問題があって医師が入院が必要だと判断し、本人も入院での治療を希望している場合に、2ヵ月間の入院治療をはじめる

2 治療プログラム

入院中はネット・ゲームを一切使用しない。入院によって生活リズムを立て直しながら、依存に関するレクチャーや認知行動療法などの各種治療を受ける

入院期間が2ヵ月より短いと、退院後に依存が再発しやすい。また、2ヵ月よりも長くなると、日常生活に戻るのが難しくなる

3 2ヵ月後に退院

久里浜医療センターでは入院期間を2ヵ月と設定している。本人は2ヵ月で生活習慣を立て直し、退院して、その後は通院治療を受ける

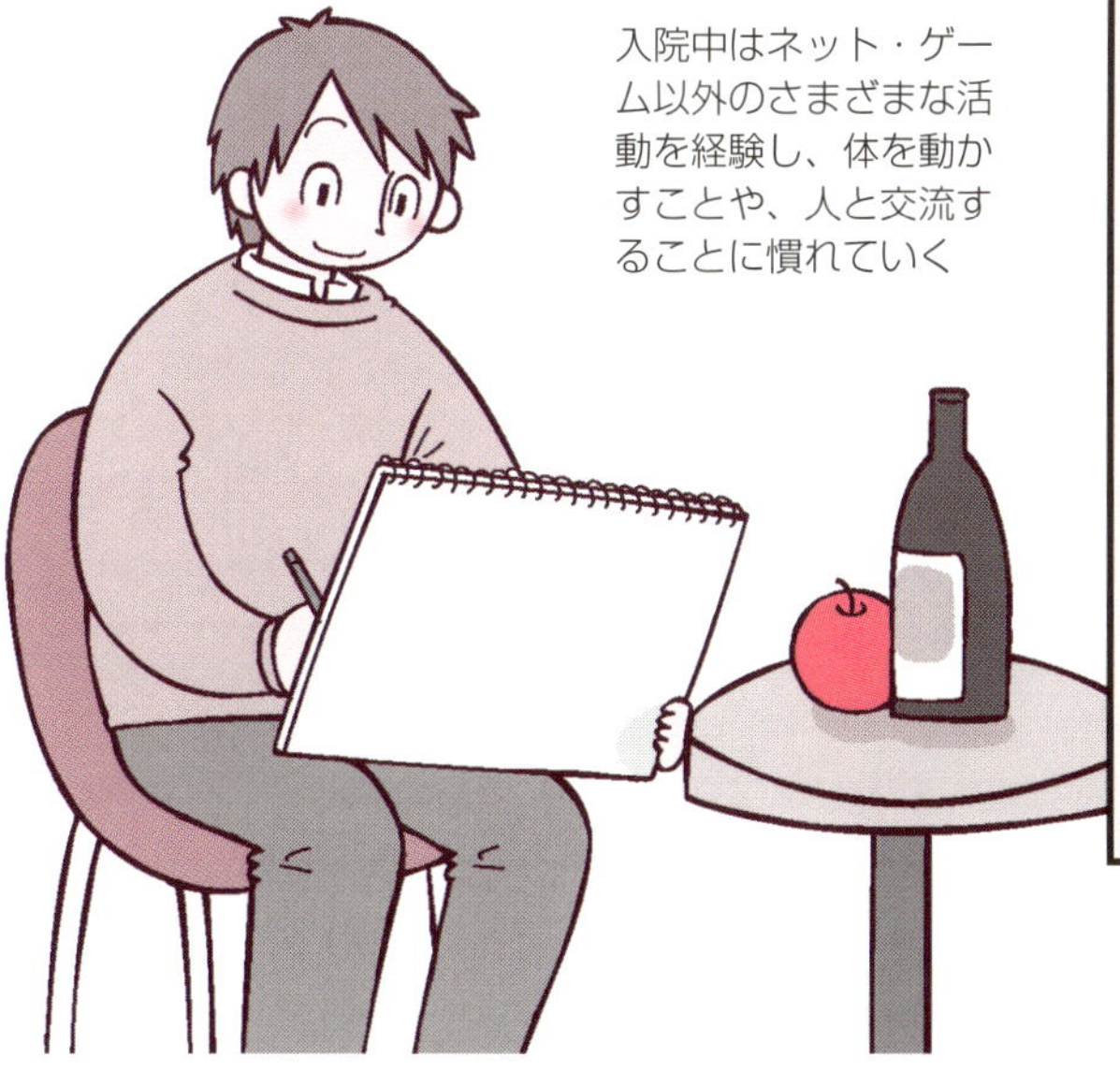

入院中はネット・ゲーム以外のさまざまな活動を経験し、体を動かすことや、人と交流することに慣れていく

入院中のスケジュール例

月曜日	午前中に治療プログラムNIP、スポーツ。午後に集団認知行動療法
火曜日	午前中に作業療法（絵画や工作などの簡単な作業を通じて、生活習慣のリハビリをおこなう治療）。午後に依存に関するレクチャー
水曜日	午前中に治療プログラムNIP、スポーツ。午後に集団認知行動療法
木曜日	午前中に作業療法、スポーツ。午後に依存に関するレクチャー
金曜日	午前中に精神科デイケア（カウンセリングなどを受ける）、スポーツ。午後はフリータイム
土曜日	外泊訓練。自宅に帰り、生活してみる
日曜日	外泊訓練

コラム
データでみる
ネット依存

患者さんは10代中心、30～40代が増加傾向に

子どもの病気ではなくなってきた

ネット依存・ゲーム依存の問題が目立ちはじめ、久里浜医療センターが専門外来を設置したのは、2011年のことです。

当時､受診者の多くは10代でした｡子どもがパソコンやゲーム機で深夜までオンラインゲームをプレイし、昼夜逆転状態になって、学校に通えなくなるケースがよくみられました。

それから数年たち、スマホが普及すると、受診者の年齢層が変わってきました。30代以上の受診が増えてきたのです。スマホゲームの登場によって、ゲームが大人にも身近な娯楽となったのでしょう。大人の場合、課金の問題が子ども以上に深刻になっているのが特徴です。

受診者の年齢分布

久里浜医療センターのネット依存専門外来には、30～40代の受診者が増えている

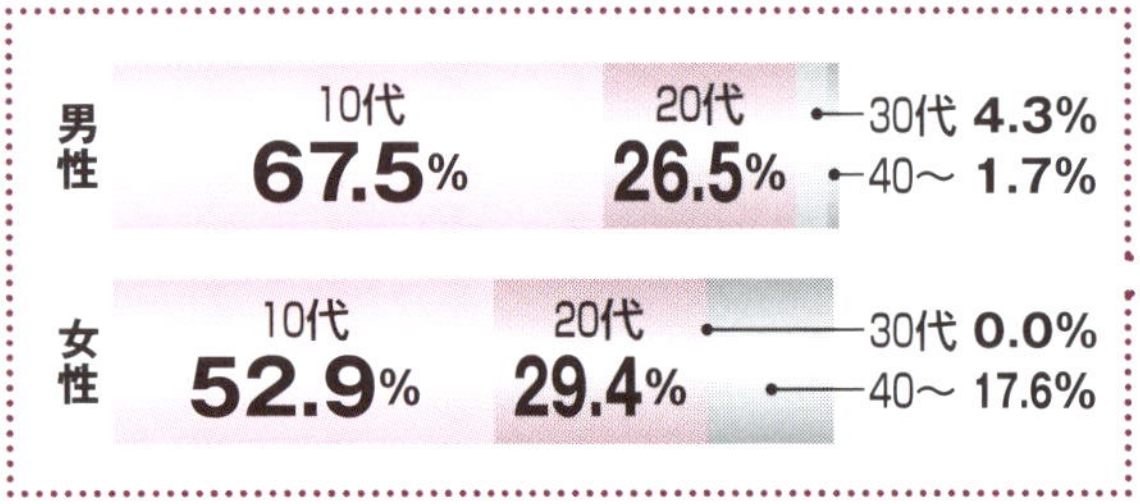

男性
10代 67.5%
20代 26.5%
30代 4.3%
40～ 1.7%
女性
10代 52.9%
20代 29.4%
30代 0.0%
40～ 17.6%

2011年

久里浜医療センターにネット依存の専門外来ができたのが2011年。当時はまだ受診者数が少なく、統計はないが、受診者の多くは10代だった

2018年

2018年現在、受診者の中心は10代だが、20代も３割程度になっている。また、30代や40代の受診・相談が増加傾向にある

久里浜医療センター・ネット依存外来受診者記録より

第5章

生活のなかで
家族や本人ができること

依存からの回復には家庭での生活改善が欠かせませんが、
そこで鉄則となるのが、あせらないことです。
ネットやゲームを急に遮断しても、依存は解決しません。
あせらずに本人と家族でよく話し合い、
ネットやゲームの使い方をいっしょに考えて、
少しずつ調整していきましょう。

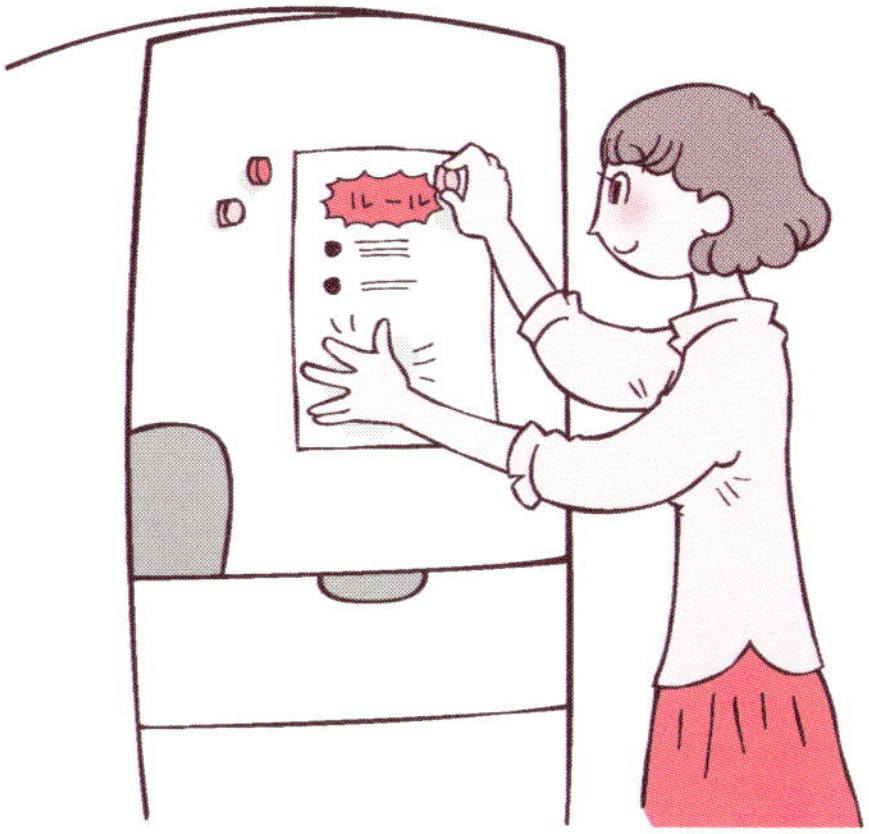

生活上の注意点

解決をあせらず、話し合いながら対応していく

生活面の対応の鉄則は、あせらないこと。依存という病気は、一朝一夕に解消するものではありません。対話を重ねてじっくりとりくんでいきましょう。

生活面では対話が基本になる

ネット・ゲームに依存している本人は、利用方法や利用額をエスカレートさせていながらも、心のどこかで「このままではまずい」とも思っているものです。

そう思っているのに、家族には「少しは考えて」などと注意されてしまいます。わかっているつもりのことを指摘され、ますます嫌な気持ちになってしまうのです。

生活面では、そのように険悪な会話をして関係を悪化させることをさけ、おだやかな会話からはじめて、会話を段階的に増やしていくことが重要です。本人も家族も解決をあせらず、じっくり話していく必要があります。

回復には時間がかかる

本人と家族が依存を病気として理解し、治療や生活改善にとりくめば、状態は必ず回復していきます。ただし、回復には時間がかかります。

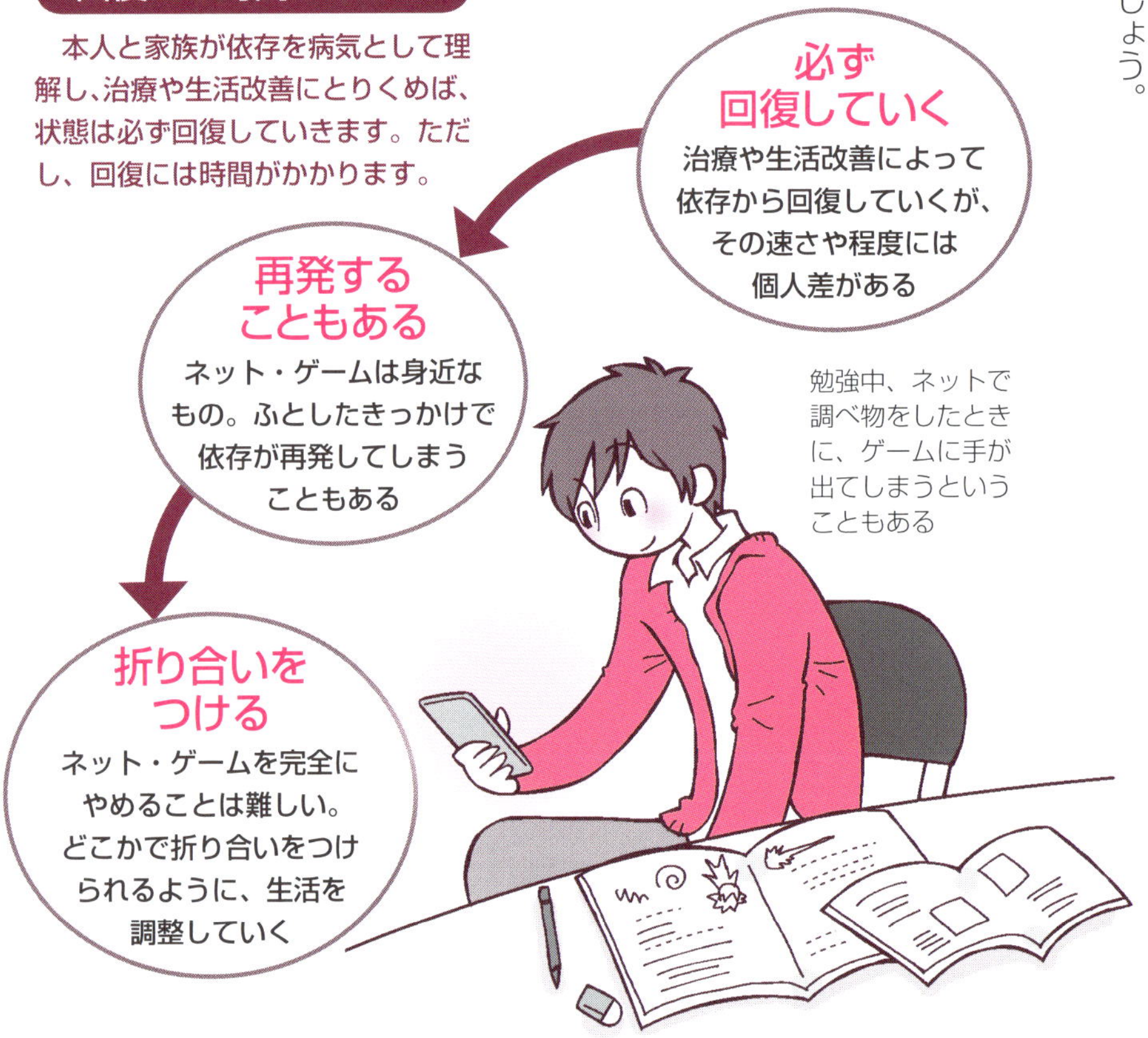

必ず回復していく
治療や生活改善によって依存から回復していくが、その速さや程度には個人差がある
再発することもある
ネット・ゲームは身近なもの。ふとしたきっかけで依存が再発してしまうこともある
折り合いをつける
ネット・ゲームを完全にやめることは難しい。どこかで折り合いをつけられるように、生活を調整していく

勉強中、ネットで調べ物をしたときに、ゲームに手が出てしまうということもある

あせらずに対応していく

依存を一気に解決しようとしても、うまくいきません。まずは悪化を防ぐことを目標にしましょう。そのために重要なのが対話です。本人と家族が何気ない対話を繰り返すことで、お互いに理解が深まり、いっしょに生活改善にとりくんでいけるようになります。

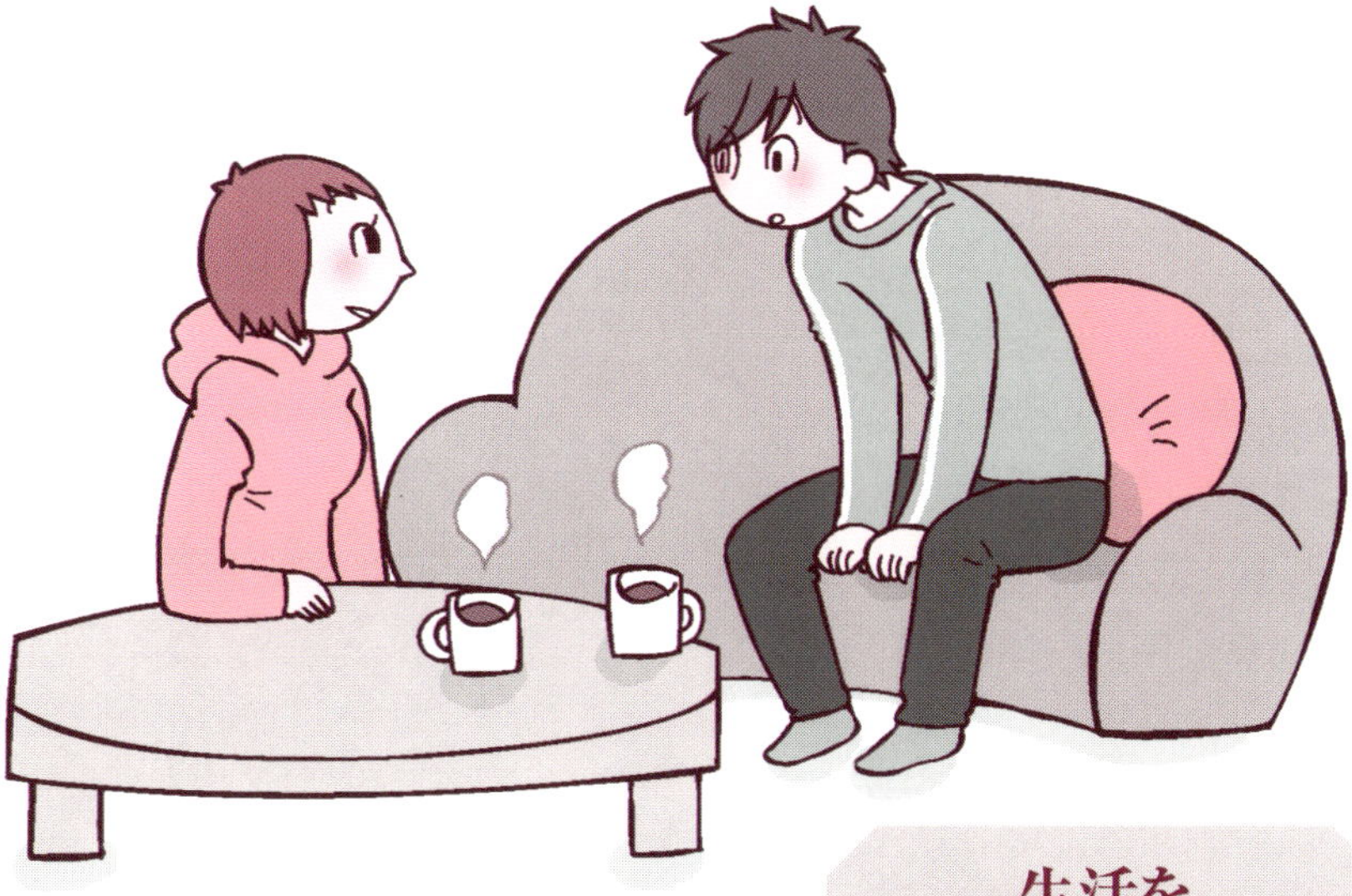

本人が「あのゲームはもう飽きた」「いまはこのゲーム」などと近況を話し、家族は否定したり注意したりしないでその話に耳を傾ける。それだけでもよい

じっくり話し合う

家族が解決をあせって注意を繰り返していると、本人はストレスを抱えて依存を深めてしまう。結論を急がず、本人と家族でじっくり話し合うほうがよい

生活を調整していく

乱れた生活習慣を一気に直そうとしないで、少しずつ調整する。たとえばネット・ゲームの利用方法を、できそうな範囲で変えていく

当たり前のことを続ける

家族は「本人の話をよく聞く」「心配していることを伝える」など、当たり前のことを、たとえすぐに効果が出なくても、根気よく続けていく

「学校に行く」「深夜までゲームをしない」など、世間一般にとっての「当たり前」ではなく、本人と家族が健康に生活することを「当たり前」だと考える。そのために必要なことを話し合っていく

ネット・ゲームを完全にやめる人は少ない

治療を受けて依存から回復した人の多くが、ネット・ゲームを完全にやめたのではなく、やりすぎないように調整しています。

どこで折り合いをつければ、適度にストレスが解消でき、依存に陥らずにすむのか、その程度を見極めることは、簡単ではありません。そのため、回復には時間がかかるのです。

家族ができること① ネットを維持

ネット・ゲームを急に遮断することはさける

家族にぜひ知っておいてもらいたいのが、ネット・ゲームを本人に無断で急に遮断することでは、依存からの回復は望めないということです。

遮断すれば解決する?

家族はネット・ゲームの存在に悩まされているうちに「これさえなければ、本人の生活はもとに戻るのでは」などと考えてしまいがちです。しかし、そこでネット・ゲームを急に遮断してしまうと、本人の状態はかえって悪化します。

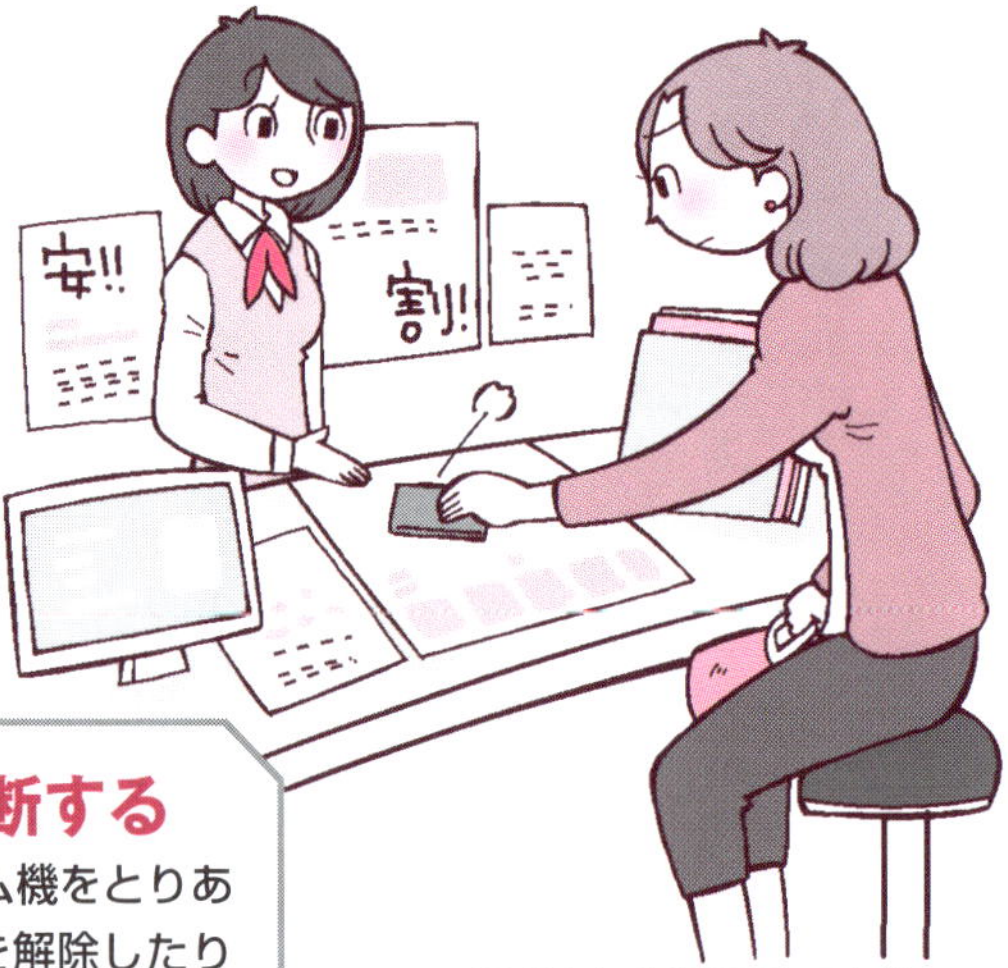

子どもに無断でスマホやタブレットを解約してしまうと、あとで大問題になる可能性が高い

ネット・ゲームを遮断する

スマホやタブレット、ゲーム機をとりあげたり、家庭内のLAN接続を解除したりして、物理的にネット・ゲームを遮断する。ゲームアプリの削除や、フィルタリング機能による使用制限などの方法もある

本人にとっては大打撃に

ネット・ゲームができなくなると、本人にとっては、それまでに積み重ねてきたことやオンラインの人間関係などの崩壊につながり、大打撃となる。アイデンティティに傷がついてしまう

家族に対して猛反発する

本人は大切なものを急に奪われたことで、家族に対して猛反発する。そして、ネット・ゲームへの執着がむしろ強くなる。苛立ちのあまり、暴言・暴力が出てしまう場合もある

POINT 本人の受け止め方

ネット・ゲームを急に遮断すると、ゲーム上の連続記録が途切れたり、ランキングで降格したりする。本人にとっては、学歴や仕事のキャリアを台無しにされるようなこと。ショックを受ける。

遮断以外に解決策が考えられなくなる

本人がネット・ゲームに没頭して、会話もできない状態になってくると、家族はネット・ゲームをとりあげる以外にもう解決策はないと考えてしまいがちです。その気持ちはよくわかります。

しかし遮断するとバトルになる場合が多い

しかし、本人と会話ができない状態で、急にネット・ゲームを遮断すると、多くの場合、家族と本人との激しいバトルに発展してしまいます。暴力が出ることも珍しくありません。

ネット・ゲームの遮断は、原則的にさけましょう。

病院でも、入院治療や治療キャンプのようなネット・ゲームから離れた環境での治療は、本人の希望がなければ実施していません。家庭でも同じです。本人が希望したときに、はじめてネット・ゲームの遮断が検討されます。

遮断しないで、調整する

家庭では、ネット・ゲームを完全に遮断することではなく、少しずつ調整していくことを選びましょう。そのためには、家族もネットやゲームのことを理解する必要があります。理解し、本人と話し合うなかで、遮断が選択肢に入ってくれば、そのときに検討します。

家族ができること

ネットを理解する

本人が利用しているウェブサイトやサービス、ゲームを知っておく。本人の話を聞いたり、実際に試してみたりする。そうすることで、本人と対話できるようになる

ネットを維持する

ネット・ゲームを遮断することはさける。家庭のネット環境を維持する。ただし、課金が関わる場合は早めに本人と相談し、環境の調整をおこなう

ネットを調整する

ネット・ゲームの利用方法や利用時間、利用額を本人と相談し、調整していく。調整方法の一環として、本人が一時的なネット・ゲームの遮断を希望する場合もある

食事中のスマホが問題の場合、最初から「食事中はみない」と決めるのではなく、「食事中はテーブルに置く」「みるのは○回まで」などのルールを本人といっしょに考える

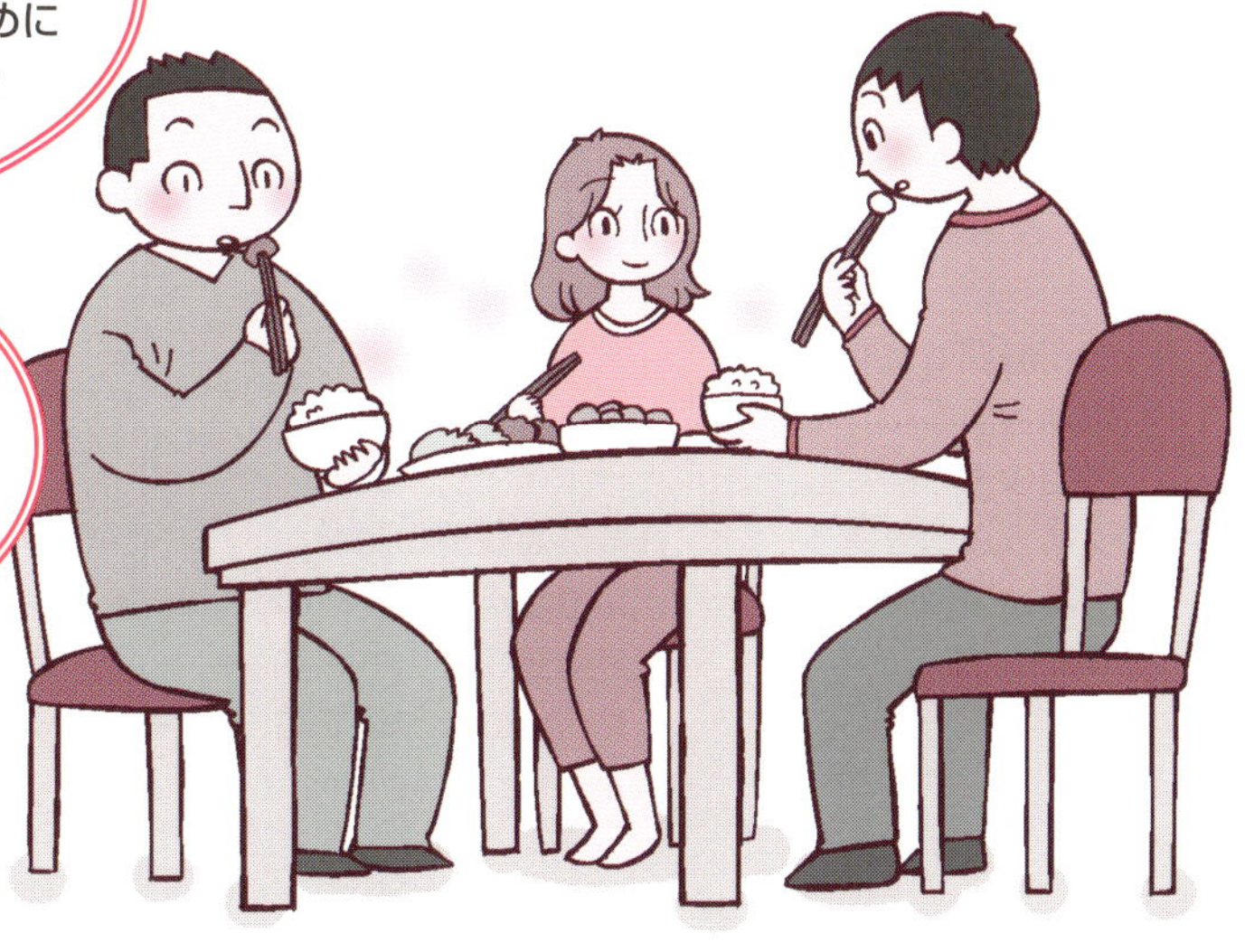

家族ができること② 会話を増やす

ネットに興味をもち、本人との会話を増やす

家族間の会話がなくなり、ネット・ゲームの問題にふれなくなると、依存は悪化していきます。家族は本人のしていることに興味をもち、会話を少しずつ増やしていきましょう。

ネット・ゲームに興味をもつ

依存に陥ってしまった本人の苦しさを理解したり、本人に伝わる言い方を考えたりするためには、家族がネット・ゲームのことを知っておく必要があります。ネット・ゲームに興味をもち、それがどのようなものか、調べたり体験したりしましょう。

家族もネットやゲームの画面を実際にみてみる。本人の好きなウェブサイトやゲームの名前・運営会社について、概要だけでも知っておく

本人がはまっているゲームを家族も試しにプレイしてみる。どんな通知やボーナス、課金システムがあるのか、体験する

ネットやゲームのことを本人に聞いてみる。好きなところや楽しいところを具体的に聞き、本人の気持ちを理解しようとしてみる

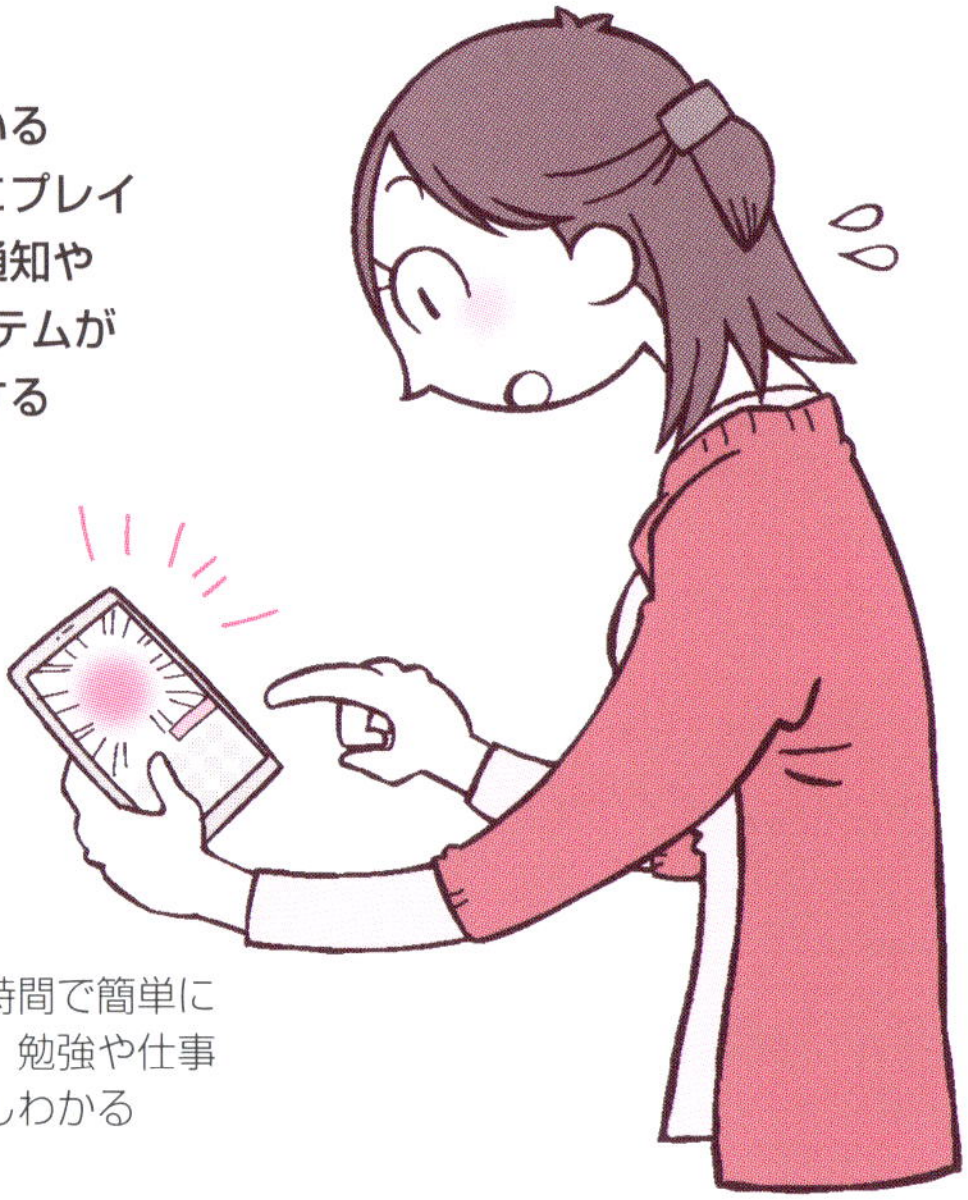

スマホのゲームを試してみると、短時間で簡単にプレイできることなどが実感できる。勉強や仕事の合間にプレイしてしまう感覚が少しわかる

建設的な対話を意識する

ネット依存・ゲーム依存が問題化している家庭では、どうしても家族が本人を注意し、本人がそれに反発するというやりとりが増えていきがちです。しかし、否定的な言葉をお互いにかけ合っていては、事態は改善していきません。

家族と本人との間で、人間関係や事態の改善につながり、お互いのためになる「建設的な対話」を増やしていきましょう。

とはいえ、それまで会話がなくなっていた家庭で、いきなり会話を増やすことはできません。挨拶や相槌のような何気ない一言からはじめて、少しずつ、段階的に会話を増やしていってください。

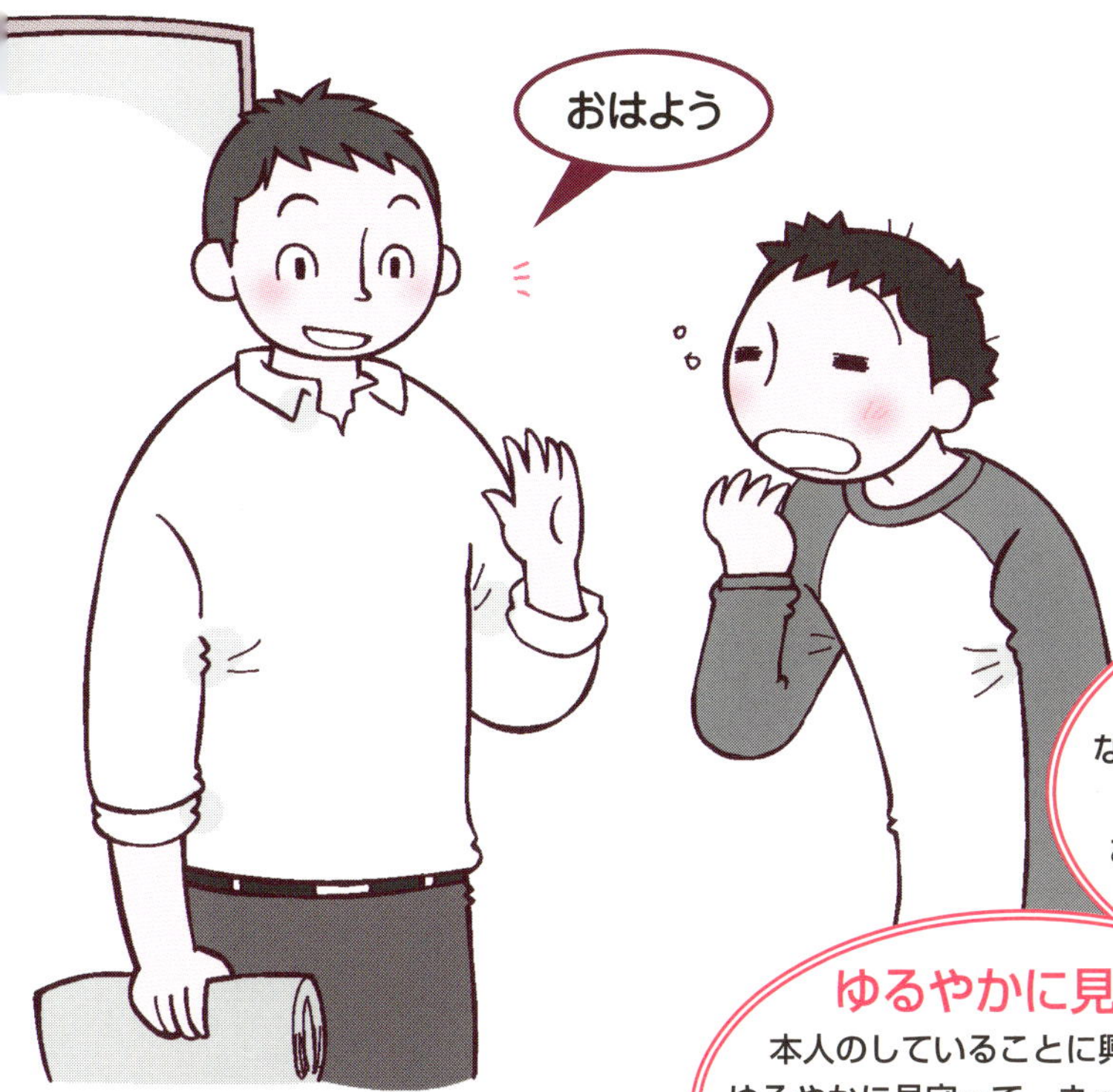

「おはよう」などの挨拶も、否定的なニュアンスが入りにくい、ポジティブな言葉。返事がなくても、何気なく挨拶を続けて、会話を絶やさないようにしたい

本人との会話を増やす

　ネットを理解できたからといって、本人とネットについて深く語り合う必要はありません。重要なのは、本人のしていることに興味をもち、それをネガティブにとらえるのをやめること。そうすると、何気ない会話が少しずつ、できるようになっていきます。

家族ができること

ポジティブな言葉を

家族は日頃、本人に「いい加減にして」などと否定的なことを言いがちだが、それでは会話は減っていく。注意したい気持ちをおさえて「ありがとう」「よかったね」など、ポジティブな言葉をなるべく使うようにする

ゆるやかに見守る

本人のしていることに興味をもち、ゆるやかに見守って、ネット・ゲームの利用状況や体調などを理解していく。気になることがあっても、すぐには注意しない

話しやすい話題で

注意しないで何気ない会話を繰り返していると、食事やテレビのことなど、会話が成立しやすい話題も出てくる。その話題で会話を少しずつ増やしていく

タイミングをみて

ネット・ゲーム中に話しかけるのは得策ではない。「スマホを使っていないとき」「通院からの帰り道」など、会話しやすいタイミングを見分けていく

期待しすぎるとうまくいかない

　会話を増やしていくときに、本人の返事や態度の改善などを期待していると、あまりうまくいきません。一つひとつの会話が、本人とのかけひきのようになってしまい、本人が警戒します。

　会話によってなにかを変えようと期待せず、ただ会話を増やすことに心を砕き、会話ができる関係の維持を目指しましょう。

家族ができること③　家事を頼む

本人に家事などを頼み、生活習慣を変えていく

ネット・ゲームが生活の中心になると、現実的な生活習慣が失われていきます。会話や日々のやりとりのなかで、本人の生活面の達成感や肯定感を回復させていきましょう。

できなくなったことを回復させていく

ネット・ゲームに長く依存していると、家事をすることや外出すること、友達と会って話すことのような、ごく基本的な生活ができなくなる場合があります。

それを本人の力だけでとり戻すことは簡単ではありません。人のサポートが必要です。家族は本人との会話を増やすなかで、家庭や地域での現実的な役割・現実的な活動を、本人に提供したり、すすめたりしましょう。

家事をする意欲を失っている人でも、家族が準備し、期待してくれていれば、動き出せるという場合があります。家族のサポートはそれほどに重要なのです。

メリット・デメリットを整理する

ネット・ゲームのメリットとデメリットを整理し、家族間で共通理解をもっておきましょう。本人にも伝えることができればベストですが、本人と話すことが難しければ、ほかの家族だけでもかまいません。整理しておくことで、その後の会話や対応に一貫性が出ます。

メリット
（ネット・ゲームによって手に入るもの）

- 友達がたくさんできる
- 友達といつでも連絡がとれる
- 無料でストレスが解消できる
- 多くの情報が手に入る
- ゲームで成功すると達成感がある

デメリット
（ネット・ゲームによって失うもの）

- 勉強や仕事の時間が減る
- 体調不良になりやすくなる
- オフラインの友達との交流が減る
- 学校や会社を遅刻・欠席する
- 熱中するとお金を使いこんでしまう

現実的な役割をつくっていく

ネット・ゲームに依存している人は多くの場合、現実的な生活のなかで充足感が得られず、ストレスを抱えています。家庭内で役割をもってもらったり、外出して活動することをすすめたりすることで、本人が充足感・肯定感を獲得することのサポートができます。

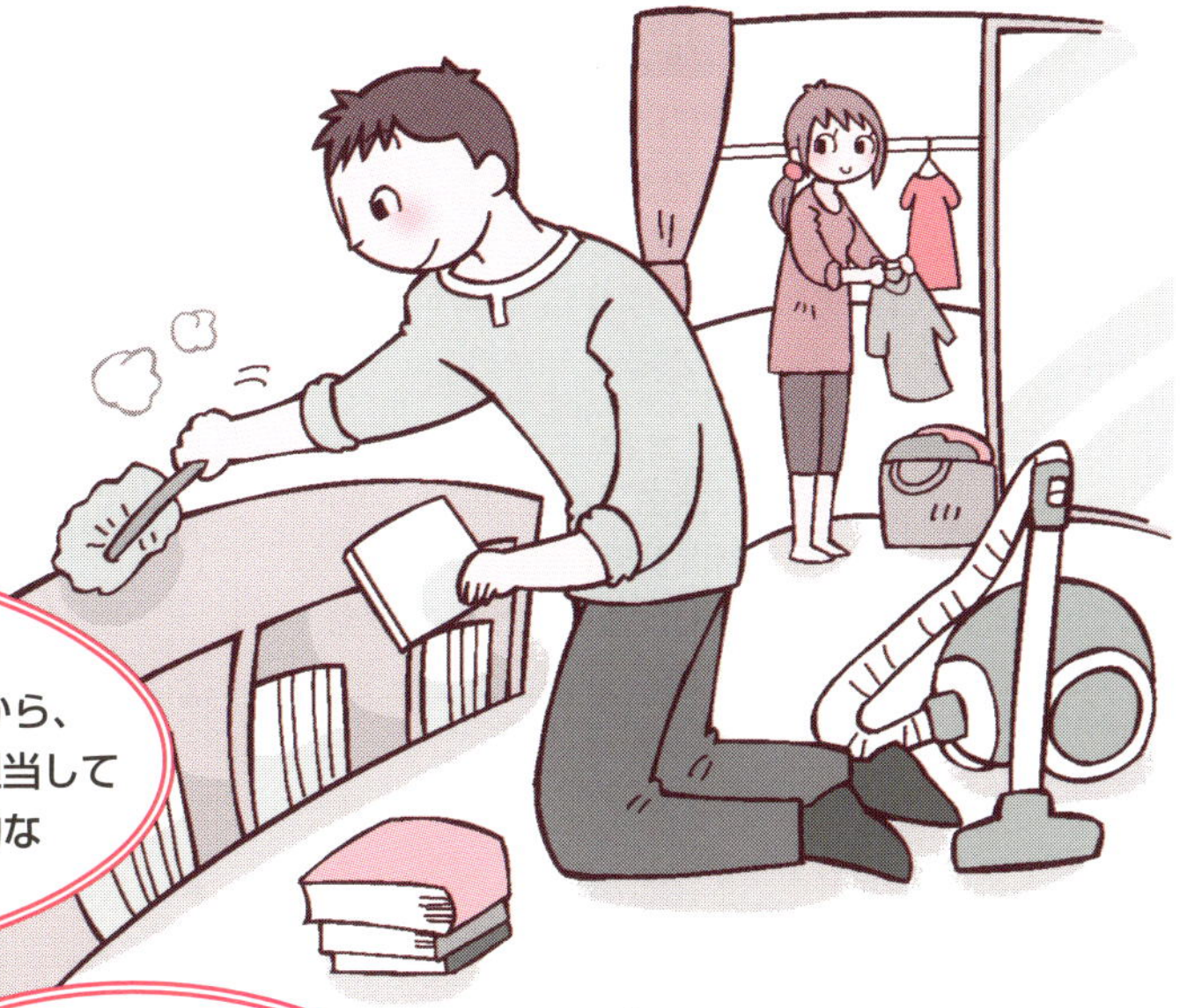

「週に１回の掃除」など、家事の一部を担当してもらう。そうして生活への関わりを増やすことで、ネット・ゲームによって失われた生活習慣が少しずつとり戻されていく

家族ができること

家事を担当してもらう

家庭で掃除や洗濯、炊事などのなかから、本人が得意なこと、やりたがることを担当してもらう。家庭生活のなかで、現実的な役割をもってもらう

友達との交流をすすめる

趣味の活動などで友達と直接会い、コミュニケーションをとることをすすめる。本人が無理なくできることでかまわない

家庭外での活動をうながす

通院や運動、旅行、アルバイトなど、家庭の外に出て活動することをサポートする。現実的な活動を少しずつ生活にとり入れていく

子どもの場合、家族や医師からアドバイスを受けるよりも、同年代の人から注意されたり、すすめられたりしたことのほうが心に響きやすいことがある。友達からの指摘をきっかけに、依存と真剣に向き合うようになる子もいる

家族も自分の生活を大切にする

家族は本人の生活をじっくりと見守り、ネット・ゲームによって失ったものをとり戻せるようにサポートしていくわけですが、それは簡単なことではありません。

「本人を支えなければ」と、力を入れすぎて無理をすると、家族がつぶれてしまいます。

家族は、自分の生活も大切にしながら、できる範囲でサポートをしてください。うまく対応できたときには自分の好きな食べ物を買うなど、息抜きもしながら対応していくのが、依存に長くとりくんでいくためのコツです。

家族ができること④ ルールづくり

本人と話し合い、ネット利用のルールをつくる

本人との対話が増えてくれば、ネット・ゲームの問題について、少しは話し合えるようになっていきます。その段階までくれば、利用方法のルールを設定できます。

家族ができること

本人と話し合う

本人との会話が増え、家事などのやりとりもできるようになって、関係が落ち着いてきたら、ネット・ゲームの利用について、少しずつ話し合いをはじめる

いっしょにルールをつくる

家族間の会話が増え、本人といろいろと相談できるようになってきたら、ネット・ゲームの利用方法について相談し、家族全員が納得できるルールをつくっていきましょう。

ルールをつくる

家族がルールを考えると「1日1時間まで」「戦闘ゲームは禁止」など、本人にとっては非現実的なものになりやすい。家族主体で考えるのではなく、本人の意見を主体にしてルールを考える。最初は「利用を1時間減らす」など、達成できそうなルールにするほうがよい

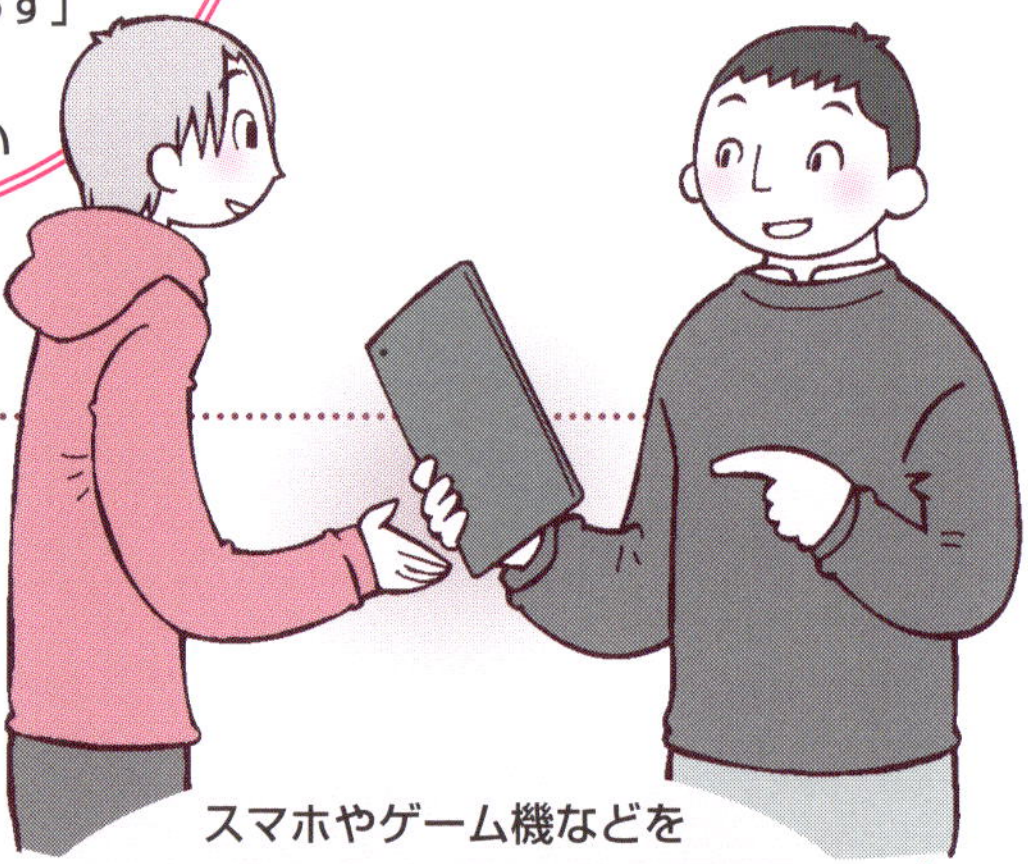

「休日」に「リビング」で「課金は月に5000円まで」などとルールを設定したうえで、タブレットを渡すようにする

ルールの例

- 本人の意見を聞いたうえで、課金額の上限を決める。クレジットカードは未登録にして、本人には決済できない環境にする
- スマホやゲーム機などを使える場所・使えない場所を決める。本人の意見も聞きながら、食卓やトイレ、浴室などでの利用を減らしていく
- 利用できる日時を決める。実態を確認しながら「土曜・日曜」「連休のうち2日間」「夜11時まで」などと具体的に設定する
- 有害サイトをブロックするフィルタリング機能や、利用方法に制限をかけられる機能・ソフトなどの使用を相談する

いっしょにルールを守る

ルールが決まったら、書き出しておきましょう。書いておくことで、ルールがあとであいまいになってしまうことが防げます。また、家族全員がルールを意識できるようになります。

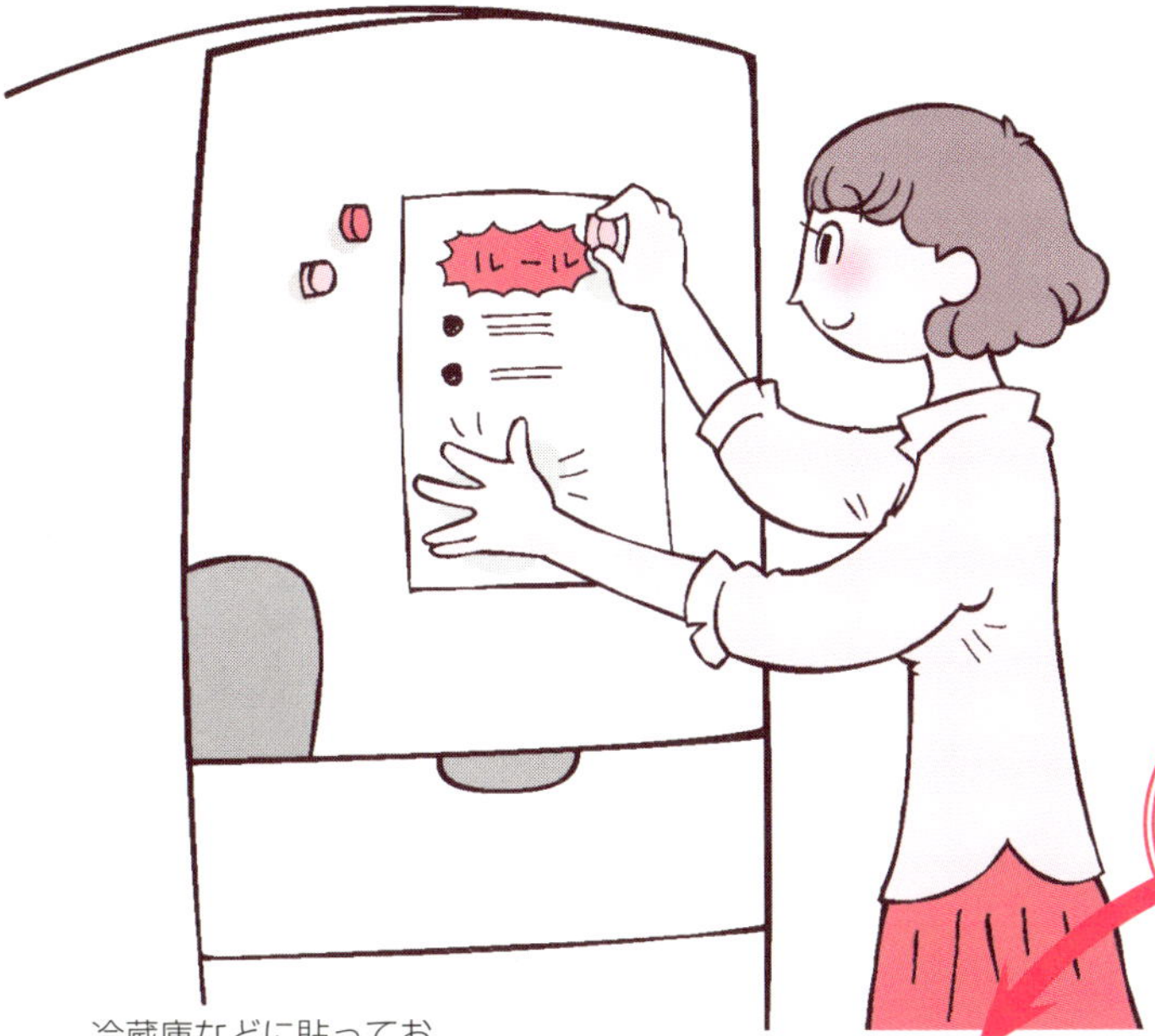

ルールを書き出す

本人と相談して決めたルールを、具体的に書き出しておく。本人が嫌がらないようであれば、リビングなどに貼り出し、ルールを意識できるようにするのもよい

いっしょに守る

本人だけにルールを守らせるのではなく、家族も同じように守る。家族にとっても、ネットやスマホ、パソコンの使い方を見直す機会になる

冷蔵庫などに貼っておくのもよい。ふとしたときにルールが目に入り、意識できる

家族がルールを決めるとトラブルになりやすい

家庭内でネット・ゲームのやりすぎを防ぐためにルールを設定すると、そのルールをめぐって家族と本人との間に口論が発生してしまうことがあります。

家族は「深夜はゲーム禁止」など、常識的なルールを考えがちですが、本人にとっては、いきなり常識的な利用に合わせることは、現実的ではありません。

家族全員で同じルールを守る

ルールは、家族の期待よりも本人の意見にそったものにしましょう。そのほうが、現実的で意味のあるルールになります。

また、決めたルールは家族全員で守ってください。本人だけがスマホを禁止され、家族は使っているという状態では、ルールを守る意欲は生まれません。

家族一体でとりくむことが重要です。

本人ができること① 利用時間を確認

1日の流れを記録し、ネット利用時間を確認する

通院治療でもモニタリング（64ページ参照）という方法で行動記録をとることがありますが、記録をとることは、家庭での対応としても有効です。

自由な書式で記録を残すだけ

家庭で本人ができることは、まず、家族と会話をすることです。家族の項目（84〜91ページ参照）で解説したような内容を家族と少しずつ、話しましょう。家族は本人のことを心配しています。その声を無下にせず、少しは耳を傾けてみてください。

もうひとつ、本人ができることで回復に役立つのが、記録をとること。モニタリングという治療法を家庭生活にとり入れて、行動記録を残すようにしてみましょう。

記録をとると、自分の健康や生活を具体的に認識でき、生活改善の必要性が理解できます。その理解が回復への力となります。

本人が書きやすい形で

病院で治療のために記録をとる場合は、医師や医療スタッフの指示にそって書いていきますが、家庭で記録をとるときには、とくに決まりはありません。本人が書きやすい形式で、はじめてみてください。

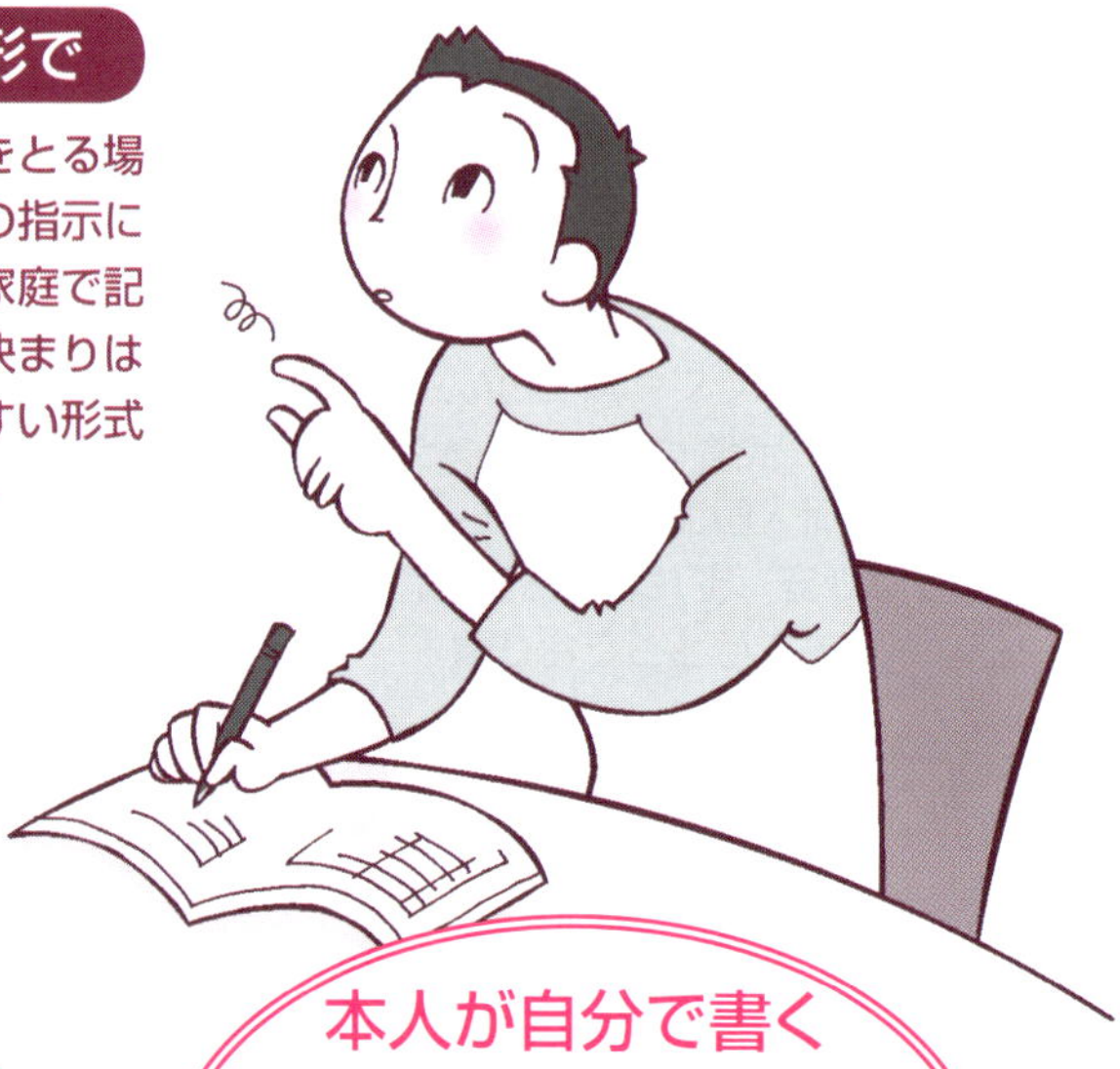

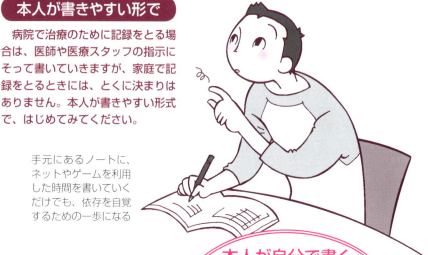

手元にあるノートに、ネットやゲームを利用した時間を書いていくだけでも、依存を自覚するための一歩になる

本人が自分で書く
家族が記録をとり、ネット・ゲームの利用状況を把握するのもよいが、本人が自分で書くほうが、依存の自覚につながるため、より効果的になる

記録の書式は自由
とくに書式はない。ただし、パソコンやスマホを使うと、記録のついでにネットやゲームを利用してしまうので、紙に書きとめるようにする

本人ができること

月　　日（　）		
時	行　動	課金
1		
2		
3		
4		
5		
6		
7		
8		
9		
10		
11		
12		
13		
14		
15		
16		
17		
18		
19		
20		
21		
22		
23		
24		

1日の流れを記録する

モニタリングという治療法と同じように、本人が１日の生活を記録していきます。モニタリングのページで紹介した書式が使いやすいので、ここでも紹介します。左のような用紙をつくって、毎日、起床・就寝の時刻や、ネット・ゲームを利用した時間帯を書きとめます。

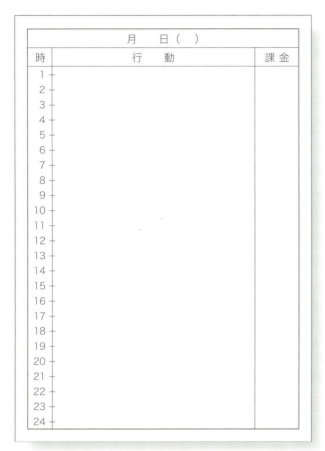

書き方

左のような用紙をつくり、２週間分くらいコピーをとっておく。その紙に毎日、本人が自分の生活を記録する。手にとりやすい場所に置き、食事をしたあとやゲームで遊んだあとにメモを残すようにする

- 起床、食事、ネット、ゲーム、外出、勉強・仕事、休憩、入浴、就寝などの時刻を書く
- ネットやゲームについては、利用したウェブサイトやゲーム名も書きとめておく
- また、ネットやゲームを使った理由を簡単にメモしておく。「ボーナス通知があったから」「なんとなく」など、理由はなんでもよい

記入例

モニタリングのページで紹介した記入例が参考になる。このような形で、行動を簡単に記録しながら、そのときの体調や感想なども書きそえておくと、あとで参考になる

11	↓	
12	12:00 起床。頭痛。だるい。なんとなくSNS。	
13	↓ 昼食はパン。	

「頭痛」「だるい」など、体調について感じたことを書いておく。ネット・ゲームと体調との関係があとでみえてくる

「SNS」「なんとなく」などと、利用したものとその理由を書く。「LINE」など具体的なサービス名を書くのもよい

注意点

記録をとるのは本人自身のため。家族が監視する必要はない。監視が入ると、本当のことを書きにくくなる。本人が家族にみせたくない場合には、とくにみせなくてよい

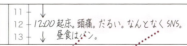

本人ができること② 利用時間の見直し

記録をもとに、利用時間の上限などを決める

行動記録をとったら、その記録をもとにして、利用時間の上限など自分なりの目標を立ててみましょう。記録と目標の設定を繰り返すことで、生活を見直していけます。

記録をみて、目標を立てる

行動の記録をとることに慣れてきたら、記録を読み返してみましょう。記録が積み重なってくると、そこに生活習慣の乱れやネット・ゲームに没頭する様子が、はっきりと現れてきます。その実態をみながら、本人が自分で、今後の目標を考えてみてください。

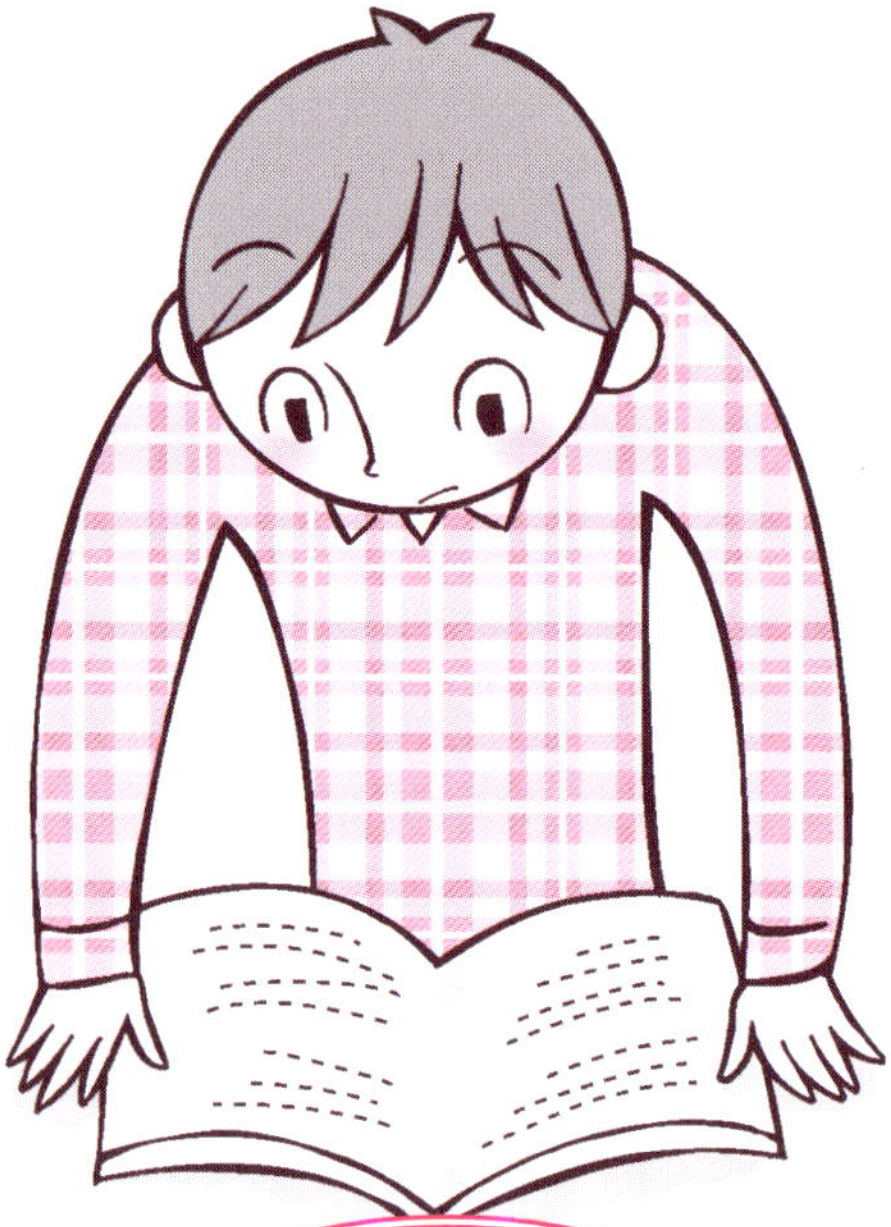

「ゲームをしている時間が、自分で思っていた以上に長い」など、記録をとってはじめて実感できることもある

本人ができること

記録を読み返す
数日間分の記録を、まとめて読み返してみる。ネット・ゲームの利用時間や睡眠時間、課金額などを具体的な数値にして、確認する

目標を立てる
記録をみながら、自分で「ここは改善したい」と感じるところを探す。その改善のために目標を立てる。いまの利用状況を少しだけ改善する、無理のない目標を立てるのがポイント。目標が高すぎると、むしろイライラして、スマホなどの利用時間が増えてしまう

目標の例

- 食事中とトイレのときはスマホを使わない
- ゲームプレイを1日5時間から4時間に減らす
- 課金してもよいが、週に500円を限度にする
- ゲームを1時間減らし、1時間ジョギングをする

目標を立てて、家族にそれを伝える

記録を読み返してみると、勉強や運動の時間、貯金、睡眠時間など、自分がネット・ゲームによって失ったものがみえてきます。

そして、それ以上失わないためになにができるか、真剣に考えられるようになっていきます。

対策を考え、目標を立てたら、それを家族にも伝えましょう。家族の目を意識するようになり、目標を守りやすくなります。

5年後・10年後を考えてみるのもよい

当面の目標を立てるのもよいのですが、記録をもとにして、自分の5年後・10年後の姿を想像してみるのもよいでしょう。

いまの生活を続けていたら学校生活や仕事のキャリア、貯金などがどうなるか、具体的に考えることができます。

その結果から目標を見直すのもひとつの方法です。

結果判定の方法

記録に○×で結果を書きこむようにすると、努力や成果が実感できて、チャレンジが長続きしやすくなる。依存から抜け出すのは難しいことなので、少しでも改善できたら○と考えてよい。悪化してしまった場合を×として、そのときは目標を再設定する。

◎	ネット・ゲームをまったくしないなど、目標以上のことが達成できた
○	ネット・ゲームを利用してはいるが、自分で設定した目標は達成できた
×	目標を設定したが、ネット・ゲームをこれまで以上に利用してしまった

目標を立てることで、利用時間を意識しながらゲームをプレイするようになる。その小さな変化が、依存からの回復につながっていく

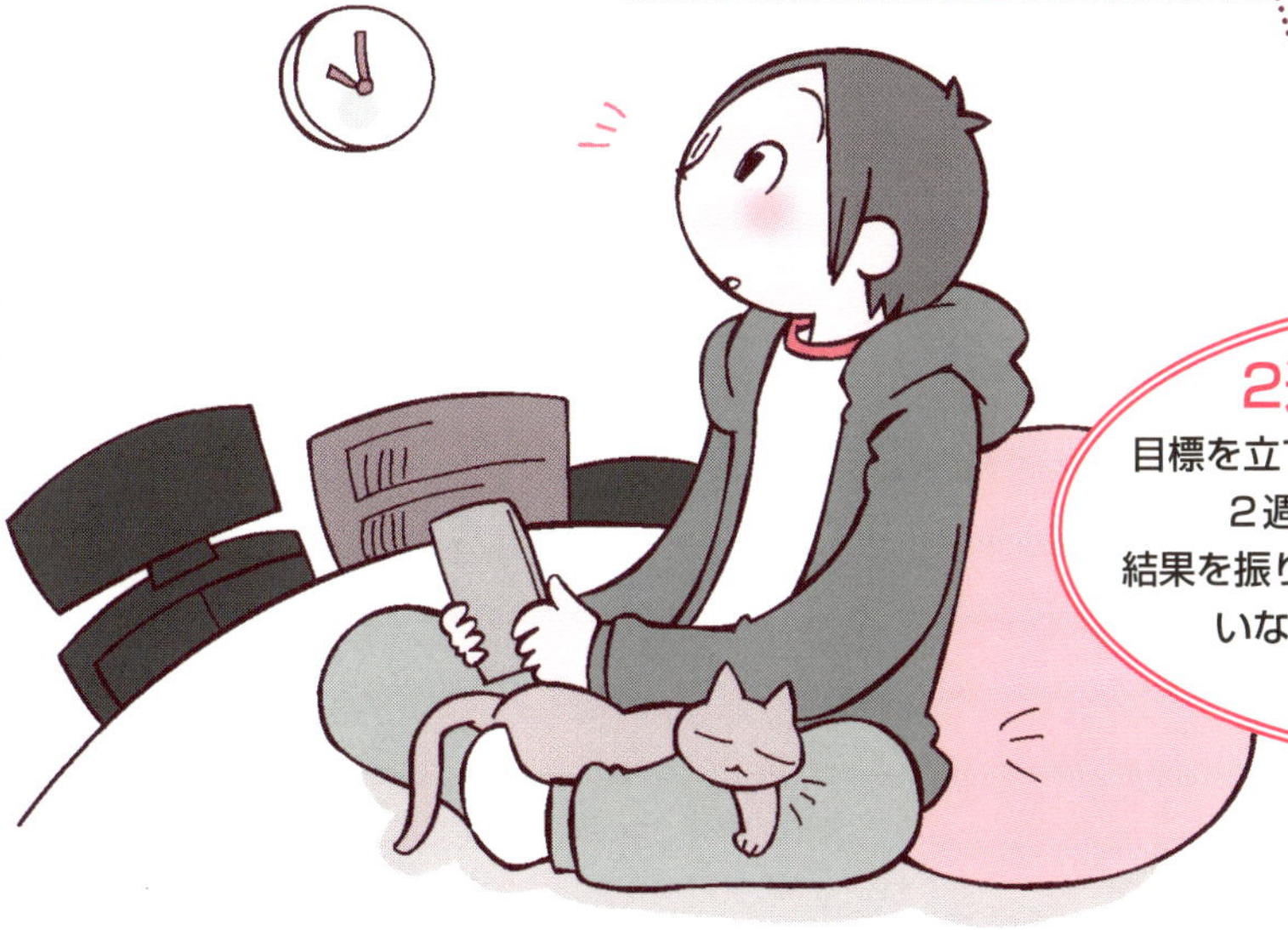

2週間後に振り返る

目標を立てたら、また行動の記録をとり、2週間ほど経過したところで、結果を振り返ってみる。目標が達成できていなかったら、レベルを下げて再挑戦する

家族・本人ができること

家族全員でオフラインにする時間帯をつくる

病院ではNIPや治療キャンプ、入院治療などの方法でネット・ゲームから離れる時間をつくっていますが、家庭でもそのような時間帯をつくることができます。

オフタイムをルールに

ネット・ゲーム利用のルールづくりには家族と本人の協力が欠かせませんが、なかでもネット・ゲームを使わないオフタイムを設定するときには、家族全員の一体感が重要になります。

「日曜日の夜９時から翌朝まで、スマホを使わない」などのルールを決める。あとで支障が出ないよう、ゲーム関連の友達や仕事の関係者などに各自、予告しておくのもよい

家族・本人ができること

オフタイムについて話し合う

ネット・ゲームをしない時間をもうけることについて、家族全員で話し合いをする。ゲームの進行や、仕事上のネットの必要性などを率直に話し合う

家族全員でルールを決める

ネット・ゲームをしない時間帯について、家族全員が納得できるルールを決める。家庭によって状況は違うので、ルールは柔軟に決めてよい

家族全員で実践する

全員で決めたことを、全員で実践する。試してみて問題が起きたら、無理に続けようとせず、一度中断して、後日また話し合うようにする

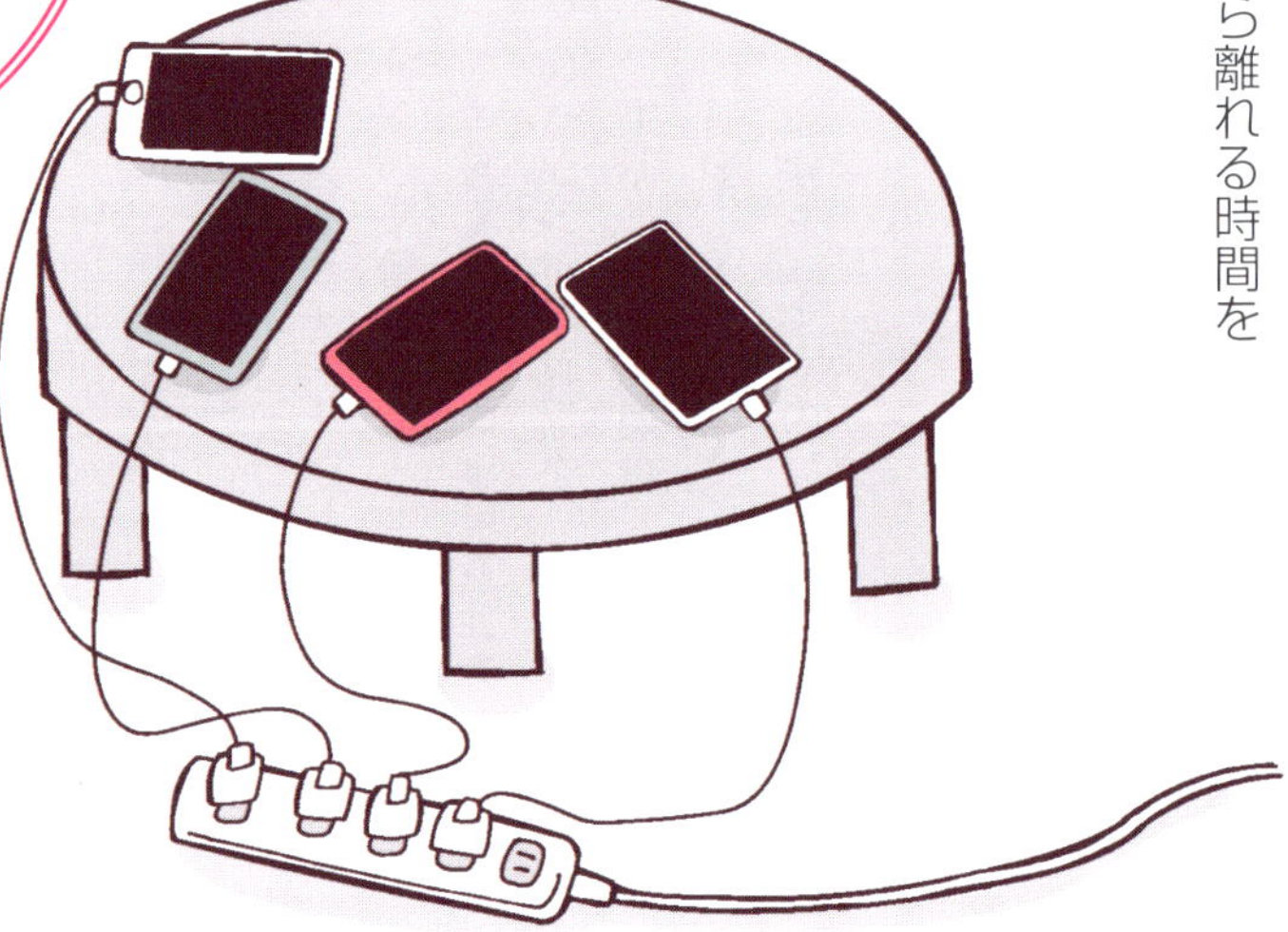

設定した時刻になったらスマホを充電スペースなどに置く。家族全員が実践すると、依存に陥っている本人も実践しやすい

オフにするなら夜間がよい

オフラインの設定は、家族の希望に合わせて柔軟に調整してよいのですが、健康面に配慮するなら、夜間に設定するのがおすすめです。

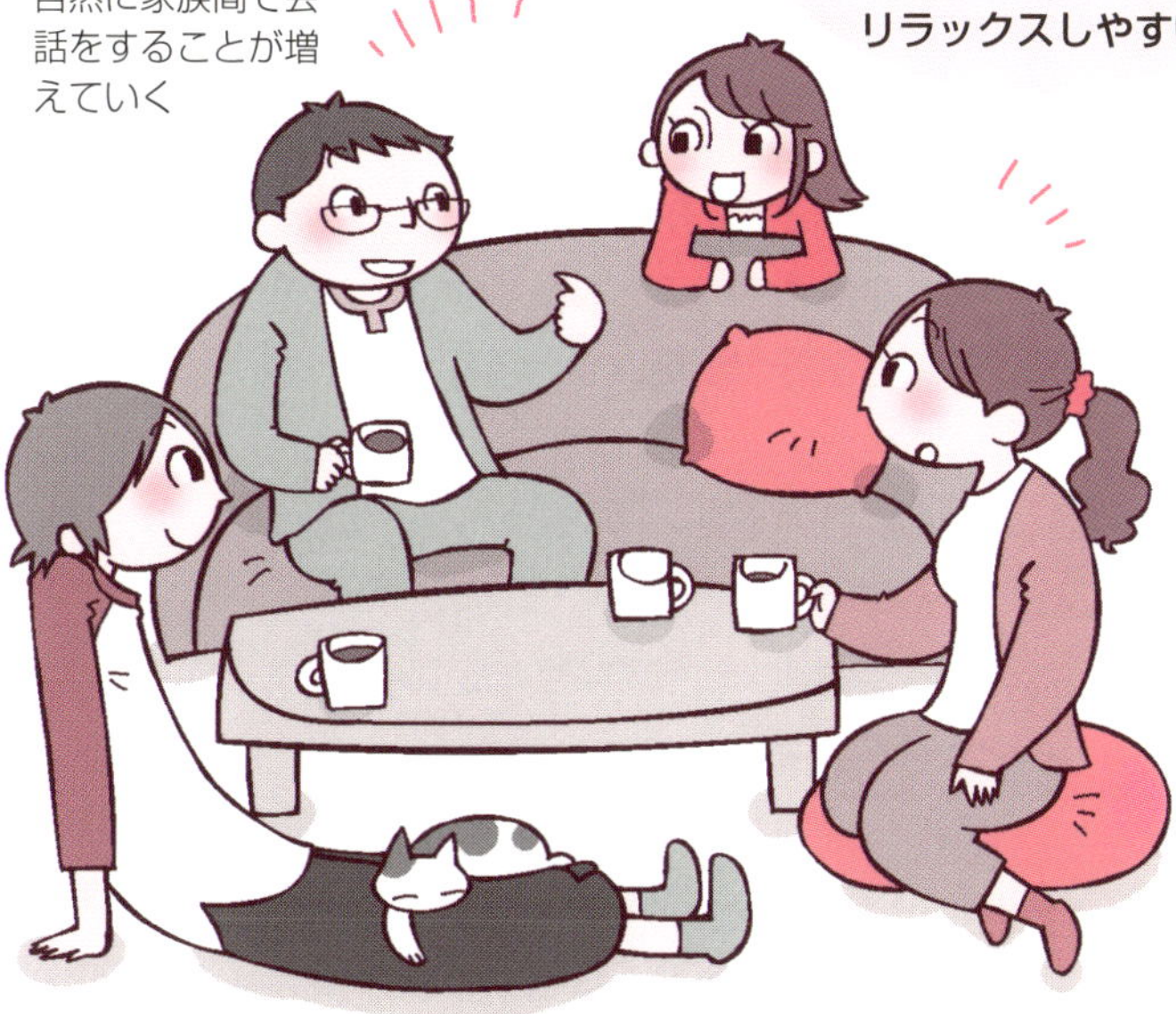

手元にスマホやパソコンがないと、自然に家族間で会話をすることが増えていく
夜9時以降など、家族全員がその日の用事をすませたあとの時間帯をオフラインにすると、それぞれに時間的な余裕があるので、ゆったりと過ごせる。リラックスしやすい
スマホやパソコンの画面から出る「ブルーライト」という光線には、睡眠の質を低下させたり、頭痛やドライアイの要因になったりするという報告がある。夜間にスマホやパソコンの使用をひかえることは、健康維持の点からも理にかなっている

ネット・ゲームのないひとときを

ルールを設定したり、行動記録をとったりして、ネット・ゲームの利用法を見直すことと合わせて、一時的なネット・ゲームのオフタイムをもうけるのも、家庭でできる対応例のひとつです。

オフタイムは一晩でも、数時間でもかまいません。ネットやゲームから離れて過ごすひとときをつくってみましょう。病院でのＮＩＰや治療キャンプのように、生活を見直すきっかけとなります。

家族にとっても気づきの時間に

オフタイムは本人にとっても気づきの時間となりますが、家族にとっても、ネットやゲームの問題から離れ、本人と向き合うための時間となります。

本人との会話を増やしていくためのひとつの方法としても、役立つでしょう。

運動をするのもよい

昼間や夕方にオフタイムをもうけて、スマホを家に置き、散歩やジョギングなどの軽い運動をするというのもよい方法です。

本人が夜間のオフライン化に納得できない場合には、そのような方法も検討してみましょう。

コラム
データでみる
ネット依存

病院受診の4分の1は本人不在、家族のみ

最初から本人が通院できるわけではない

近年、ネット依存・ゲーム依存に対応できる医療機関が増えていますが、それでもまだ十分な数とはいえません。遠方の数少ない医療機関に、病気の自覚のない本人を連れて行くのは、簡単なことではないでしょう。

これまでにも解説しましたが、最初から本人に、専門の病院を受診させる必要はありません。まずは家族だけの受診でも、電話相談だけでもよいでしょう。実際、久里浜医療センターへの受診や相談の多くは、家族によるものです。

受診することが難しければ、第５章で解説したように、家庭でできることにまずはとりくむというのもひとつの方法です。家族や本人が依存という病気を認識し、この病気と向き合いはじめれば、回復への一歩は踏み出せています。できることから少しずつ、対応していきましょう。

受診・相談の割合

久里浜医療センターのネット依存専門外来には、家族だけで受診するケースや、まずは家族が電話相談をするというケースも多い

家族による受診と、主に家族による電話相談が、合わせて７割弱。家族だけでも治療に向けて動き出し、家庭でできる対応をはじめるという家庭が多い。家族が治療のキーパーソンとなっていることがわかる

本人が病院を受診できるのは、受診・相談全体のうち３割程度。本人自身が病気と向き合うことの難しさが現れている

本人が受診
（家族同行の場合も含む）
33.6%

家族が受診
（本人不在）
12.5%

電話相談のみ
（本人または家族）
53.9%

久里浜医療センターのネット依存専門外来受診者の統計より

健康ライブラリー イラスト版

ネット依《い》存《ぞん》・ゲーム依《い》存《ぞん》がよくわかる本《ほん》

2018年6月5日 第1刷発行
2022年4月6日 第5刷発行

監修	樋口 進（ひぐち・すすむ）
発行者	鈴木章一
発行所	株式会社講談社 東京都文京区音羽二丁目12-21 郵便番号 112-8001 電話番号 編集 03-5395-3560 販売 03-5395-4415 業務 03-5395-3615
印刷所	凸版印刷株式会社
製本所	株式会社若林製本工場
N.D.C. 493 98p 21cm	

KODANSHA

ISBN978-4-06-511802-3

■監修者プロフィール

樋口 進（ひぐち・すすむ）

1954 年生まれ。独立行政法人国立病院機構久里浜医療センター院長。精神科医。東北大学医学部卒業後、慶應義塾大学医学部精神神経科学教室に入局。のちに国立療養所久里浜病院（現・独立行政法人国立病院機構久里浜医療センター）へ。同病院の精神科医長や臨床研究部長などを経て現職。専門はネット依存やアルコール依存、ギャンブル依存などの予防・治療・研究。2011 年、久里浜医療センターに国内初のネット依存専門外来を設立。WHO の国際疾病分類 ICD-11 の「ゲーム障害」診断ガイドラインの作成に研究協力。主な著書に『ネット依存症』（PHP 研究所）や『アルコール依存症から抜け出す本』（監修、講談社）などがある。

■参考資料

樋口進著『スマホゲーム依存症』（内外出版社）

樋口進著『ネット依存症』（PHP 研究所）

樋口進監修『心と体を蝕む「ネット依存」から子どもたちをどう守るのか』（ミネルヴァ書房）

樋口進監修『ネット依存症から子どもを救う本』（法研）

石川結貴著『子どもとスマホ おとなの知らない子どもの現実』（花伝社）

■取材協力

独立行政法人国立病院機構久里浜医療センター

●編集協力 石川 智 オフィス201
●カバーデザイン 松本 桂
●カバーイラスト 長谷川貴子
●本文デザイン 勝木デザイン
●本文イラスト 千田和幸 めやお

講談社　健康ライブラリー　イラスト版

子どものトラウマがよくわかる本

こころとからだ・光の花クリニック院長
白川美也子　監修

虐待、性被害、いじめ……過酷な体験が心に傷を残す。
子どものトラウマの特徴から支援法まで徹底解説！

ISBN978-4-06-520432-0

解離性障害のことがよくわかる本
影の気配におびえる病

精神科医　東京女子大学教授
柴山雅俊　監修

現実感がない、幻を見る……統合失調症やうつ病とどう違う？
どう治療する？　不思議な病態を徹底図解し、回復に導く決定版！

ISBN978-4-06-259764-7

支援・指導のむずかしい子を支える魔法の言葉

特別支援教育ネット代表
小栗正幸　監修

話が通じない、聞く耳をもたない子の心に響く対話術。
暴言・暴力、いじめ、不登校……困った場面も乗り切れる！

ISBN978-4-06-259819-4

講談社　こころライブラリー　イラスト版

境界性パーソナリティ障害の人の気持ちがわかる本

ホヅミひもろぎクリニック院長
牛島定信　監修

本人の苦しみと感情の動きをイラスト図解。周囲が感じる
「なぜ？」に答え、回復への道のりを明らかにする。

ISBN978-4-06-278967-7

拒食症と過食症の治し方

大阪市立大学名誉教授
切池信夫　監修

始まりは拒食か過食か、経過や治り方はさまざま。
まずは五分間吐くのをがまん！　悪循環は断ち切れる。

ISBN978-4-06-259804-0

自傷・自殺のことがわかる本
自分を傷つけない生き方のレッスン

国立精神・神経医療研究センター精神保健研究所
松本俊彦　監修

「死にたい…」「消えたい…」の本当の意味は？
回復への道につながるスキルと適切な支援法！

ISBN978-4-06-259821-7

認知行動療法のすべてがわかる本

千葉大学大学院　医学研究院教授
清水栄司　監修

治療の流れを、医師のセリフ入りで解説。考え方の
悪循環はどうすれば治るのか。この一冊でわかる。

ISBN978-4-06-259444-8

双極性障害（躁うつ病）の人の気持ちを考える本

順天堂大学医学部精神医学講座主任教授
加藤忠史　監修

発病の戸惑いとショック、将来への不安や迷い……。
本人の苦しみと感情の動きにふれるイラスト版。

ISBN978-4-06-278970-7